KB151991

마흔
아홉,

한의원에
갑니다

마흔아홉,
한의원에 갑니다

첫째판 1쇄 인쇄 | 2022년 11월 15일
첫째판 1쇄 발행 | 2022년 11월 30일

글 쓴 이   타카하시 히로코
옮 긴 이   이명훈
발 행 인   장주연
출 판 기 획   김도성
책 임 편 집   이민지
편 집 디 자 인   양은정
표 지 디 자 인   김재욱
표지일러스트   김명곤
발 행 처   군자출판사(주)
           등록 제4-139호(1991. 6. 24)
           본사 (10881) **파주출판단지** 경기도 파주시 회동길 338(서패동 474-1)
           전화 (031) 943-1888   팩스 (031) 955-9545
           홈페이지 | www.koonja.co.kr

50SAI KARANO TSURAI SHOUJYOU NIWA KORESHIKANAI! by Hiroko Takahashi
Copyright ⓒ Hiroko Takahashi 2016
All rights reserved.
Original Japanese edition published by Wani Books Co., Ltd.

This Korean edition is published by arrangement with Wani Books Co., Ltd, Tokyo
in care of Tuttle-Mori Agency, Inc., Tokyo, through A.F.C. Literary Agency, Korea.

ⓒ 2022년 마흔아홉, 한의원에 갑니다 / 군자출판사(주)
본서는 저자와의 계약에 의해 군자출판사(주)에서 발행합니다.
본서의 내용 일부 혹은 전부를 무단으로 복제하는 것은 법으로 금지되어 있습니다.

* 파본은 교환하여 드립니다.
* 검인은 저자와의 합의하에 생략합니다.

ISBN   979-11-5955-938-9
정가   13,000원

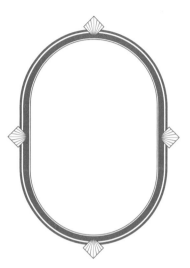

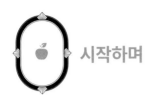

시작하며

"선생님, 이 병원이 마지막으로 의지할 곳이라고 생각하고 왔습니다."

제가 2년 정도 전에 개원한 한방내과의원에는 이런 방식으로 말씀하시는 여성 분들이 많이 찾아오십니다.

"나른하고 식욕도 없고 밤에도 잘 수 없어요. 두통이 있고 가슴이 두근거리고, 어지러워서 스스로의 건강에 자신이 없어지고 작은 일로도 불안해져요. 그런가 하면 병원에 가서 검사를 해도 검사 결과에는 이상이 없고, 이상이 없다고 이야기를 들어도 증상이 있어서, 몇 군데 병원에 다니는 동안에 위장약, 진통제, 어지럼증약, 혈압약, 안정제, 수면제 등 약만 늘었어요. 약을 복용해도 나아지질 않아서 의사 선생님에게

'전혀 나아지지 않습니다'라고 말하면, '당신이 신경질적인 탓이 아닙니까?' 등의 말을 듣고, 눈물이 나올 정도로 슬퍼졌어요."

저의 환자의 95%는 여성 분들입니다. 그 중 반 이상이 50세 전후의 갱년기 연령의 분들입니다.

괴로운 증상[1])이 있는데, 그 증상이 나이 탓이라던지, 신경질적이기 때문이다 등의 심한 말을 듣고 나는 정말 아픈데, 어느 과에 다녀야 좋을지 모르겠다고 눈물을 흘리면서 오시는 분도 있습니다. 몸과 마음, 둘 다 진료받고 싶다고 말씀하시는 갱년기 세대의 여성의 절실한 마음입니다.

한의학[2]은, 곧 사람의 몸과 마음을 하나의 것으로 받아들이는 의학입니다. 포기할 필요는 없습니다. 증상은 완화될 수 있으며 신경질적인 탓이 아니고, 갱년기이기 때문에 방법이 없는 것도 아니고, 기분 탓도 아닙니다. 무너진 심신의 밸런스를 조화롭게 만드는 매우 많은 약들이 있습니다.

저는 오랫동안 내과의로서 경험을 쌓은 뒤, 한의학을 만나서 한방전문의 자격을 취득하였습니다. 현재는 서양의학의 같은 과목의 의사 선생님들께 한의학을 활용하는 방법, 장점 등을 교육하는 일도 하고 있습니다. 종합내과 전문의로서의 견해와 더불어 한의학의 생각을 받아들여서 보다 유연한 진료가 가능하게 되었다고 생각하고 있습니다. 괴로운 증상을 호전시키는 것을 포기하지 않는다! 증상을 나이 탓으로 치부하지 않는다! 신경질적인 탓으로 여기지 않는다! 이와 같은 마음으로 매일 진료하고 있습니다.

한방 내과의원을 연 지 불과 2년간, 3,000명이 넘는 여성 분들이 괴로운 증상을 호소하시면서 와주셨습니다. 이 숫자보다 많은 분들이 몸의 안좋은 상태를 걱정하고 계실텐데, 기존의 의료는 여성 분들의 이러한 걱정에 부응하고 있지는 않은 것 같습니다. 더욱이 저 스스로가 이제 갱년기의 한가운데에 있습니다. 이 책은 저와 같은 고민을 가진 많은 수의 동일 연령대 여성 분들이 읽어 주셨으면 해서 집필하였습니다.

괴로운 증상이 있을 때에는 자신의 밸런스 중에 어느 부분이 무너져 있는 것일까, 먼저 스스로가 스스로의 몸을 알아갑시다. 긴 기간 동안 참고 있는 증상은 두통, 어깨 결림, 현기증, 불안감 등 흔한 것들이 많지만, 이런 증상은 한의학적인 견해를 취하면 호전되는 경우가 많습니다. 물론 약이 전부는 아니고, 생활습관의 검토 및 마음가짐, 식사 및 운동도 중요합니다. 자, 스스로가 가능한 것부터 시작해봅시다.

이 책이 괴로운 증상으로 고민하고 있는 갱년기 연령의 여성분들에게 조금이나마 도움이 된다면 기쁘기 한이 없을 것 같습니다.

---

1) 역자 – 본서의 저자는 검사상 진단되지 않은 갱년기 세대의 여러 가지 몸의 병리적 증상을 부조(不調)라는 단어로 통칭하고 있으며, 이를 역자는 부조화, 불균형, 컨디션 악화, 안 좋은 상태 등으로 문맥에 맞게 번역하였습니다. 기능적인 악화, 비기질적인 소인의 증상을 의미합니다(심장, 폐, 위장관, 간, 비장, 생식기 등의 구조적, 기질적인 문제가 없는 경우).

2) 역자 – 한국 내의 한의학(韓醫學)을 일본에서는 주로 한방의학(漢方醫學)으로 부르며 저자도 후자를 택하였으나 역자가 임의로 한방의학, 한방, 한방약 등에 대해 한의학, 한의진료, 한약 등으로 변경하여 번역하였습니다.

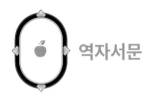 **역자서문**

여성의 난치 증상, 질병에 대한 솔루션 원인을
알지 못해 다수의 병원을 전전하던
환자들의 이야기

의학적으로 여성이 남성보다 잘 발생하거나, 여성의 갱년기(폐경 이행기)에 특히 두드러지는 질병이 굉장히 많다.

여성의 이러한 질환 및 증후들은 실험실 검사, 생화학 검사 및 CT, MRI, 위내시경, 대장내시경 등의 다양한 검사상에서 진단되지 않는 경우에는 방치되고 있다. 또한 검사상에서 질병으로 진단되는 경우도 대증적인 접근에 머무르게 되면, 환자는 삶의 질이 낮은 상태로 살아

가게 되기도 한다.

역자는 최전선에 있는 의원에서 이런 환자분들을 진료하고 있는 한의사이다. 현장에서 진료를 하다 보면 이러한 현실이 더 마음 아프게 다가오게 된다. 그러던 와중에 일본의 내과 전문의가 집필한 여성 한의 진료 서적을 탐독하게 되었다. 양서良書라고 생각이 들어, 팔을 걷고 나서서 번역하게 되었다.

이 책에는, 주로 난치 증상을 가진 여성을 대상으로 한 한의진료 클리닉의 운영 내용, 그리고 환자에 대한 따뜻한 공감이 서술되어 있다. 갱년기 여성들의 해결되지 않는 두통, 변비, 상열감, 소화불량, 냉증, 건조증 등에 대한 의학적인 의사결정 과정부터 처방 증례까지 폭넓게 다루고 있다. 또한 자가 체크리스트를 통해 스스로의 몸의 증후들을 이해하는 기회를 제공한다.

끝으로 국내의 많은 환자분들과 의료인들이, 이 책을 통해 여성 한의 진료에 대해 알게 되고, 스스로의 몸에 대한 이해도를 높일 수 있기를 바란다. 비단 40대, 50대 여성뿐 아니라, 월경, 임신, 출산, 육아, 폐경, 임종 등, 자연스럽게 겪어가는 모든 일생의 과정에 있는 여성들에게 도움이 될 것이다.

역자, 한의사
이명훈

이 명 훈

경희대학교 한의학과를 졸업한 한의사. 무엇보다 환자들과 만나는 일이 즐거운 7년차 한의사이다. 학교를 졸업한 후 경희대학교 한방병원/대학원에서 진료 및 연구 활동을 이어나가다가, 공중보건의사로 강원도 화천군보건의료원에서 3년간 군복무했다.

현재는 경기도 분당 주성한의원에서 진료 중이다. 사회 참여 활동으로는 2020년부터 노인장기요양등급 판정위원으로 위촉되어 활동했으며, 네이버 지식iN 상담한의사 활동을 이어나가고 있다. 감수 서적으로는 <경락, 혈의 기본 - 그림으로 이해하는 인체 이야기> (성안당)이 있다.

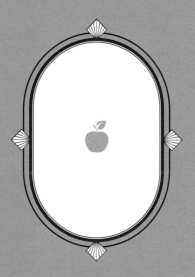

목차

서문
50세가 다가오면 왜 여러 가지 증상이 나타날까?

제 1 장
여성의 몸은 순환이 제일이다

🍎 제 2 장
스스로 체크해보자

🍎 제 3 장
갱년기 세대는 몸도 마음도 피곤해지기 쉽다

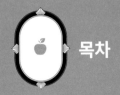

목차

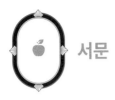 서문

50세가 다가오면
왜 여러 가지 증상이 나타날까?

01.
마흔 아홉, 몸의 변화와 마주하기

저의 클리닉을 방문하는 환자 분들은 절반 이상이 50세 전후의 여성이고, 모두 각양각색의 안좋은 증상을 호소하며 들어오십니다.

어제도 이런 증상을 호소하며 오신 여성분이 계셨습니다.
"갑자기 화끈해졌나 생각하면 싸늘하게 추워져요. 안절부절하고 가슴이 두근거리고 곧 불안해져요. 밥도 맛이 없어지고, 가족들 밥도 하기가 귀찮아요. 작은 일로도 피곤해지기 쉽고, 피곤해서 잠들기도 어렵고, 숙면감도 없어요. 전에는 건강했는데 제 몸은 도대체 어떻게 되는 걸까요..."

갱년기란 폐경 전후의 약 10년간을 지칭합니다. 갱년기의 '갱'은 바뀐다는 의미가 있습니다. 폐경기를 맞이하여, 몸이 크게 바뀌는 것이 '갱년기'입니다.

난소로부터 분비되는 여성호르몬은 연령과 함께 변화합니다. 40대 초반부터 난소의 기능이 떨어지고 50세 정도에 여성호르몬이 거의 분비되지 않게 돼서 폐경을 맞이하게 됩니다.

원래 월경은 난소에서 '에스트로겐estrogen'과 '프로게스테론progesteron'

이라고 하는 두 종류의 여성호르몬이 주기적으로 분비되어 발생합니다.

에스트로겐은 여성의 몸을 성숙시켜 뼈를 강하게 하기도 하고, 피부의 탄력과 윤기를 내기도 하고 좋은 콜레스테롤(HDL)을 증가시키기도 하는 기능이 있습니다. 또한, 프로게스테론은 수정란이 착상하기 쉽도록 자궁내막의 컨디션을 만들어 놓고 임신을 도와주는 기능이 있습니다. 이러한 여성호르몬들은 뇌의 여성호르몬 중추에서 조절되고 있습니다.

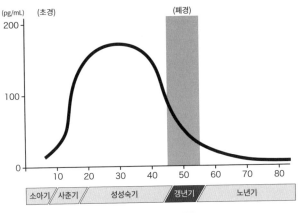

에스트로겐 분비 변화

하지만 갱년기 연령 여성의 난소에는 더 이상 호르몬을 분비할 힘이 없습니다. 그래서 뇌는 "왜 난소가 기능하지 않을까!"라고 혼란스러워집니다. 여성호르몬은 자율신경의 중추와 유사한 작용을 하기도 하므로, 이러한 혼란은 자율신경에도 악영향을 끼칩니다. 자율신경은 체온, 발한, 맥박, 혈압 등 전신의 기능을 조절하고 있기 때문에, 자율신경 밸런스가 깨지면 그 증상은 전신에 나타나게 됩니다.

요약하면 갱년기에는 여성호르몬의 결핍과 자율신경 불균형으로 인해 생기는 안 좋은 상태가 동시에 존재합니다.

주요 증상으로는 **두근거림, 어깨 결림**, 요통, **두통, 변비, 설사, 수족냉증, 현기증, 빈뇨, 불면, 우울, 안절부절함** 등이 다방면에 걸쳐 있습니다.

50세 전후로 안 좋은 증상이 생기면 어느 과에 가야 좋을까?

50세 전후가 돼서 이러한 증상이 생기면, 먼저 어떻게 대처해야 좋을까요?

50세 전후에 안 좋은 증상이 나타난다고 할 때, 반드시 갱년기 때문이라고는 할 수 없습니다. 예를 들어 두근거린다면 심장, 갑상선 등의 문제인지도 모릅니다. 현기증이라면 메니에르 증후군 등 이비인후과적인 질병일 수도 있습니다. 따라서 **먼저 증상에 대해 해당하는 병원에 방문해서 기타 질환의 가능성을 배제해둘 필요가 있습니다.**

질환이 발견되지 않은 경우에는 갱년기로 인한 안 좋은 상태를 의심하고 부인과나 여성의 질환에 강점을 보이는 내과 등에 방문해 봅시다.

갱년기로 인한 안 좋은 상태의 가능성이 있는 경우에, 한 가지 더 추천하고 싶은 것은 저의 진료실처럼 한의진료를 담당하는 진료실입니다. 앞에서 이야기했던 50세 여성은 병원에 검사를 받았더니 이상이 없었습니다. 약을 처방받았지만 좋아지지 않고, 의사에게 정신과에 가보도록 이야기를 들었습니다만, 심한 스트레스도 없고 도대체 어느 과에 가면 좋을지 알 수 없어서, 고민 끝에 저의 한방내과 진료실에 온 것입니다.

갱년기 증상에 한의진료를 권장하는 이유

그러면 왜 한의진료가 갱년기의 여성에게 권장되는 것일까?
먼저 일반적인 병원 진료에서 서양의학과 한의학은 어떤 점이 다를까에 대해 이야기해봅시다.

서양의학과 한의학의 가장 큰 차이점은 질환 및 몸에 대한 인식이 다르다는 것에 있습니다.

서양의학은 사람의 몸을 해부하기도 하고 조직 및 미생물을 현미경으로 관찰하기도 하고 수치를 측정하는 등의 방법으로 질병의 원인을 밝히려고 해왔습니다.

장기별로 미시적으로 분리하여 질병을 진단하는 것도 그 특징입니다. 검사 수치의 이상 여부에 따라 정상과 비정상의 선 긋기를 하며 '검사 결과가 정상 = 질환이 없다'라고 사고하는 것입니다. 이상이 있는 수 치를 정상화하는 것이 치료의 목적이 됩니다.

이와 같이 서양의학은 확실하게 병명이 붙은 질환의 치료에 대해 강점 이 있습니다. 하지만 앞에서 이야기한 50세 전후에 생기는 안 좋은 상 태처럼 증상이 있지만 검사 수치가 이상이 없는 경우는 병명을 붙일 수 없기 때문에 치료에 어려움을 겪게 됩니다.

이 점에 대해서 한의학에서는 검사 결과에 따라 치료 방침을 결정하지는 않습니다.

한의학은 원래 중국에서 발달하여 일본에 건너가 독자적으로 발전을 이룬 전통의학입니다. 한의학의 고전을 보면 여성의 차가운 체질 및 월경불순, 불임, 산후의 회복, 갱년기의 여러 증상 등, 여성의 증상에 대해 많은 기록이 있습니다.

한의학의 역사가 여성을 건강하게 하는 것과 함께 발전해왔다고 할 수 있습니다.
더 나아가 한의학이 갱년기의 증상에 딱 들어맞는 것은 다음과 같은 이 유가 있습니다.

① 미병3)을 치료한다.

서양의학은 병명을 붙일 수 없으면 치료의 대상으로 삼지 않습니다만, 한의학에서는 병명이 붙지 않아도, 안 좋은 상태가 있어서 내버려 두면 미래에 질병이 되지 않을까 싶은 상태를 '미병'으로 부르고, 치료의 대상으로 삼습니다.

그래서 한약으로 **자연 치유력을 높이고, 그 사람이 본래 가지고 있는 기능을 회복시켜, 증상의 원인이 되는 무너진 밸런스를 조절하여, 체질을 개선시켜 갑니다.** 그 결과 증상이 개선되고 미래의 질병 예방으로도 연결됩니다.

갱년기와 같이 질병은 아니지만 안 좋은 상태인 경우에, 한약은 딱 들어 맞습니다.

② 하나의 한약으로 여러 가지 효과를 기대할 수 있다.

갱년기 연령의 여성은 식욕과 기력이 없고 정서가 불안정하며, 숙면이 잘 되지 않고 휘청휘청거리고 이명이 있고, 어깨 결림, 두통, 냉증 등의 여러 가지 증상으로 시달리는 경우가 대부분입니다.

이런 경우 서양의학이라면 위장약, 신경안정제, 수면제, 항우울제, 항현훈제, 진통제 등 다수의 약을 처방받게 됩니다. 그래서 '이렇게 많이 복용해도 부작용이 없을까', '안정제나 수면제가 습관이 되어 끊을 수 없게 되는 것은 아닐까' 등을 말씀하시면서 불안해하는 분들이 많은 것 같습니다.

한편 한의학에서는 그런 분들의 두통, 어깨 결림 등의 원인을 찾아 나가며, 예를 들면 혈血의 순환장애가 원인이라고 진단을 해서, 혈의 순환을 개선시키는 한약을 처방합니다. **근본 원인부터 개선시켜 나가기 때문에, 두통, 어깨 결림뿐 아니라, 냉증, 현기증, 안절부절함 등, 혈의 순환장애로부터 오는 복수의 증상들을 개선시킬 것이라고 기대할 수 있습니다.**

약의 종류도 다양하다는 점은, 큰 메리트라고 할 수 있습니다.

③ 몸과 마음, 환경을 하나로써 생각한다.

서양의학에서는 몸을 장기별로 생각해서 진료하고 있습니다. 이것에 반해 한의학은 심신일여心身一如, 즉 몸과 마음을 하나의 것으로써 생각해, 인체 전체를 바라보는 의학입니다.

갱년기 세대는 아이들이 집을 떠나고 부부 관계의 변화, 부모님 세대의 간병 등 생활환경의 변화에 수반하는 스트레스도 많고, 그것이 증상을 일으키는 원인이 됩니다. 따라서 한의학에서는 그 사람이 놓인 환경과 원래의 체질도 고려하여 치료하고 있습니다.

④ 원재료의 모습이 보인다.

한약은 복수의 생약이 배합되어야 성립이 가능합니다. 식물의 열매 및 잎, 뿌리, 껍질 등 초근목피草根木皮, 즉 식물 기원의 것이 많습니다. 생강 및 귤, 계피, 차茶, 복숭아 및 살구의 씨 등 요리에 사용하는 것 같은 생약도 많고, 약이 원재료의 성질을 따른다는 점에서 안심할 수 있습니다. 한약은 적절하게 사용하면 화학적으로 만들어진 기존의 약보다 안전성이 높다고 말할 수 있습니다.

위와 같은 이유로 한의진료를 갱년기의 여성에게 권장하는 것입니다. 갱년기는 노년기로 가는 길목에 접어드는 불안정한 시기입니다. 여성호르몬의 감소와 더불어 몸의 안 좋은 증상이 많아지기 때문에 건강에 대해 불안해지고 자심감이 떨어지며 마음의 상태도 나빠집니다.

이 연령대에 생기는 여러 가지 증상은 서양의학처럼 장기별로 생각하는 것이 아닌, 심신일여의 관점으로 전체를 봐야합니다. **무너진 밸런스를 원래대로 복구시키는, 부드럽고 따뜻한 치료가 필요합니다. 따라서 한의학이 좋은 것입니다.**
제가 여성의 치료에 한약을 적극적으로 도입시키기 시작한 것도 여성의 여러 가지 안 좋은 증상에는 서양약보다 한약이 좋은 효과를 보는 경우가 많기 때문입니다.

02.
호르몬 치료와 한의진료, 어느 쪽이 좋을까?

서양의학에서 갱년기 증상의 일반적인 치료법으로는 호르몬 보충요법 hormone replacement therapy 및 저용량 경구피임제가 있습니다. 이것은 감소된 여성호르몬을 보충하는 치료법입니다. 폐경 전 갱년기의 안 좋은 증상에는 에스트로겐과 프로게스테론이 적은 양으로 조합된 저용량 경구피임제를 처방하는 것이 일반적입니다. 저용량의 경구피임제로 불안정해진 호르몬을 보충해, 그 농도를 유지하고 증상을 완화시킵니다. 다만 **유방암 및 자궁암에 대해 우려하는 분, 혈전증 및 심근경색의 과거력이 있는 분, 흡연자, 신장 및 심장, 간기능이 좋지 않은 분, 고혈압인 분, 편두통이 있는 분 등에게는 경구피임제를 사용할 수 없습니다.**

폐경 후 갱년기의 안 좋은 증상 치료에는 저용량의 경구피임제에서 호르몬 양이 적은 호르몬 보충요법으로 전환합니다. 폐경 후는 여성호르몬이 거의 분비되지 않아서 여성호르몬을 상당량 보충해줄 필요가 없기 때문입니다.

원래 호르몬 보충요법은 1960년대에 미국에서 개발된 치료법입니다. 초기에는 에스트로겐만을 보충했기 때문에, 자궁체암[4]이 증가하는 부작용이 문제가 되었습니다. 현재는 에스트로겐과 프로게스테론 둘 다 보충하기 때문에 자궁체암의 발생 빈도가 증가하는 부작용이 감소하고 있습니다. 호르몬 보충요법에서는 부족해진 에스트로겐을 보충하기 때문에 에스트로겐 부족으로 인해 발생하는 여러 가지 갱년기 증상이 완화됩니다. **호르몬 보충요법의 효과는 이르면 치료를 시작하고 2-3개월 후에 나타나 증상이 개선됩니다.**

에스트로겐에는 뼈와 혈관을 강하게 만드는 작용이 있기 때문에 호르몬 보충요법은 골다공증 및 동맥경화의 예방도 됩니다.

호르몬 보충요법은 경구 약물 이외에도 피부에 붙여서 사용하는 패치 제형 및 피부에 바르는 겔 제형 등의 종류가 있고 자신이 하기 쉬운 방법을 의사와 상담한 뒤 실시하는 것이 좋습니다.

다만, 호르몬 보충요법에도 단점이 있습니다. **호르몬 보충요법은 불안 및 우울 상태 등 갱년기 세대의 마음의 증상에는 그다지 효과가 없습니다.**

또한, 호르몬 보충요법이 5년 이상 지속되면 유방암의 위험성이 높아지기 때문에 정기적인 유방암 검진이 필요합니다. 호르몬 보충요법으로 부정출혈 및 월경 전과 같은 유방 팽만, 부종 및 구역감 같은 증상이 생길 수도 있습니다.

그래서 호르몬 보충요법을 시도해보고 싶어도 유방암의 리스크가 걱정이 된다고 하시는 분과 심리적인 증상이 강한 분 등에게는 한의진료를 권장합니다.

나이를 먹어가고 있는 몸을 부자연스럽게 젊어지게 하는 것이 아니고, 자연스럽게 그 연령에 맞는 건강으로 나이 들어가는 방향으로 유도하는 것이 한의학의 생각법입니다.

한의학과 서양의학 중 어느 쪽이 낫다, 떨어진다에 대해 이야기하는 것이 아닙니다. 괴로운 증상이 서양의학적인 치료만으로 관리해낼 수 없는 경우 및 부작용 때문에 사용할 수 없는 경우에는 한의치료를 병용하는 것을 권장합니다.

반대로 한의치료만으로 증상을 관리할 수 없을 때는 증상을 핀 포인트[5]로 처리하는 데에 강점이 있는 기존의 약을 함께 사용하는 등 서양의학과 한의학, 양쪽의 장점을 유연하게 받아들이는 것이 개선의 지름길입니다.

다음 장에서는 한의학에 대해서 더욱 더 자세히 소개해보려고 합니다.

---

3) 역자 – 아직 미(未), 질병 병(病) 아직 질병에 이환되지 않은 상태를 지칭하며 이 시기에 관리를 하면 질병에 이환되지 않을 수 있다는 예방의학적 의미가 있습니다. 예방의학의 1차 예방이 질병의 발생을 예방하는 것이고 2차 예방이 조기 검진을 의미하고 3차 예방이 이미 질병이 발생한 이후를 의미한다면, 미병은 1차 예방에 초점이 맞추어져 있습니다.

4) 역자 – 자궁암 중 자궁체부에 발생하는 암을 자궁체암, 자궁경부에 발생하는 암을 자궁경부암이라고 합니다. 발생률은 자궁경부암이 압도적으로 높아서 80%를 차지합니다.

5) 역자 – 핀 포인트의 문맥적 의미는 여성의 증상에 대해 미시적이고도 증상에 대응하여 치료하는 것을 의미합니다. 이러한 핀 포인트 치료와 한의치료는 상호 보완적입니다.

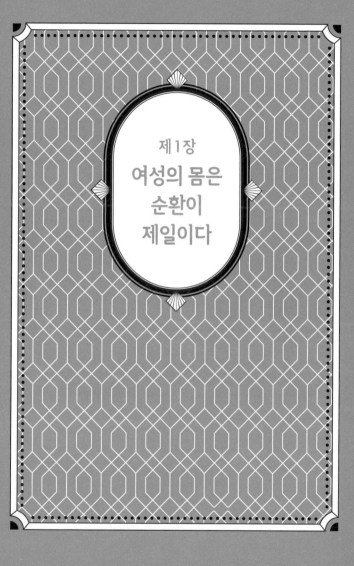

제1장
**여성의 몸은
순환이
제일이다**

갱년기 세대,
몸의 순환을 알자

한의학에서는 '기혈수氣血水'라고 하는 3개의 요소가 몸의 안을 순환하고 있다고 생각합니다. 이 '기혈수氣血水'의 '순환'이 순조로운지 여부 – 이것이야 말로 여성의 안 좋은 상태를 인식하는 데에 있어서 중요한 문제입니다.

'기氣'라는 것은 몸을 흐르는 생명의 에너지 같은 것, '혈血'은 혈액 및 그 안에 포함된 영양소, '수水'는 림프액 및 땀, 타액, 소변 등 혈액 이외의 체액을 의미합니다. 몸의 복부에 있는 질그릇이 불로 인해 따뜻해지고, 불의 조절도 알맞게 되고 그릇의 내용물은 딱 알맞은 상태로 끓어오르면서 자연히 증기가 잘 나오고 있는 모습을 떠올려보세요. 그 증기가 '기혈수氣血水'입니다. 우리의 매일매일 활동 중에 만들어져 나오는 산

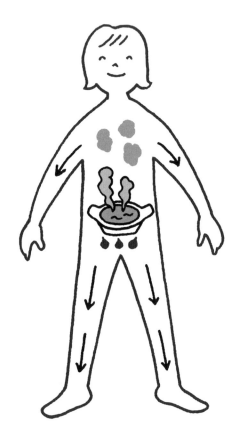

'기혈수'의 이미지

물이라고 할 수 있습니다.

기혈수気血水는 증기처럼 전신을 순환하고 필요한 장소에 가서 기능하는, 몸에서 필수불가결한 것입니다. 기혈수가 필요한 만큼 만들어져 전신을 균형 있게 순환하는 상태를 건강이라고 합니다. 기혈수가 충분히 있어도 순환하지 못하고 정체되어 있으면 병적인 저류물이 되어 몸에 안 좋은 상태를 유발합니다.

혈血과 수水를 운동시키는 생명의 원천 '기気'

기혈수気血水 중에 가장 중요한 것이 기의 기능입니다. 눈에는 보이지 않지만, 기気라는 것은 몸의 정상적인 활동을 유지하는 힘입니다.

기気는 건강하다元気6)고 말할 때의 기, 기합気合의 기, 기력気力의 기입니다. 우리들은 보통의 대화에서 의식하지 않고 한의학 용어를 쓸 정도로, 기의 개념은 이해하기 쉽다고 생각합니다.

기気는 혈血과 수水를 실어서 몸의 안을 오르락내리락하기도, 들락날락하기도 하며 이리저리 돌아다니는 차의 역할을 하고 있습니다.

따라서 기気의 순환이 나쁘면 혈血과 수水의 순환이 나빠집니다. 기의 순환이 좋으면 혈과 수의 순환도 좋아지고, 심신이 모두 편안한 상태가 됩니다.

기氣에는 ① 몸을 성장시킨다. ② 따뜻하게 한다. ③ 저항력을 높인다. ④ 몸으로부터 필요한 것들이 흘러나오는 것(땀, 혈액, 소변 등)을 막는다. ⑤ 대사활성을 높인다. 이렇게 중요한 5가지 기능도 있습니다.

질병을 방어하고 몸을 건강하게 유지하는 힘을 '정기正氣'라고 부릅니다. 기氣는 소모도 되지만 보충하는 것도 가능합니다. 기의 순환이 나쁘게 되거나 양이 모자라게 되면, 사람의 몸은 병적인 상태가 됩니다.

전신에 영양을 전달하고 윤택하게 만들어주는 '혈血'

기혈수氣血水 중에 혈血은 전신을 흐르는 혈액입니다.

혈血은 내장 및 근육 골격 등 전신의 조직에 영양을 전달하고 윤택하게 만들어주는 기능이 있습니다. 또한 사람의 마음을 적셔 주어 정신적인 활동을 유지하는 기능도 있습니다.

안색이 좋고 피부에 윤기와 광택이 있고, 모발이 풍성하고 광택이 있는 것은 혈血의 순환이 충분하기 때문입니다. 또 시각, 청각, 근육 및 관절의 운동에도 깊게 관련되어 있습니다.

혈은 스스로 순환하는 힘이 없고 기氣에 편승해 순환하고 있기 때문에, 기의 순환이 나쁘면 혈의 순환도 나쁘게 됩니다. 기는 실려 있는 혈로부터 영양을 전달받고 견인차로써 힘을 발휘할 수 있습니다. 기와 혈은 서로 상부상조하는 관계입니다.

여성은 그 긴 인생에서 월경 및 임신, 출산이 있기 때문에 혈血과 깊은 관계가 있습니다.

윤택하고 매끄럽게 만들어주는 '수水'

수(水, 진액이라고도 합니다)는 혈 이외의 분비물 및 체액(땀, 타액, 눈물, 콧물, 관절액 등)을 칭합니다. 피부, 모발 및 점막, 장기를 윤택하게 하고 관절을 매끈하게 움직이는 기능이 있습니다.

물이 부족하면, 피부가 거칠거칠해지기도 하고 모발이 푸석푸석해지기도 하고 변비가 되기도 하는 일들이 생깁니다.

건강에 좋지 않은 음식이나 습도가 높은 환경에서 생활하거나, 오장[7]의 기능이 저하되는 등의 상황으로 수水의 대사가 나빠지면, 처리하기 힘든 수가 몸에 고이게 됩니다. 수는 중력으로 몸의 하부에 내려오게 되기 때문에 몸이 처리하기 힘든 수는 발에 정체되어 발의 부종으로 드러나게 됩니다. 수는 차갑기 때문에 발이 붓게 된 사람은 차가워져 있습니다.

6) 역자 – "건강하다"를 의미하는 일본어 元気だ에 기(気)라는 단어가 들어있다는 의미입니다.

7) 역자 – 본서의 오장 개념은 한의학적인 오장으로 해부학적인 기관과는 일치하지 않음을 미리 밝힙니다. 한의학적인 장부의 핵심은 인체의 증상 및 징후를 계통화하여 나눠놓은 것입니다.

몸의 밸런스,
한의학적 측면에서 바라보기

🍎 한 가지 더 한의학에서 몸을 인식하는 과정에 대해 알아두길 바라는 것은 '오장'입니다. 기혈수気血水를 만들고, 효과적으로 순환시키고 필요한 장소에 기능시키는 것이 오장의 기능입니다. 오장이라는 것은, 심心, 간肝, 비脾, 폐肺, 신腎의 다섯 개입니다. 서양의학에서의 심장, 간, 비장, 폐, 신장이라는 이름과 유사하지만 한의학에서의 오장은 해부학적인 것이 아니고 사람의 몸을 기능으로써 생각하여, 감정 및 정신의 상태와도 깊게 관련되어 있다고 인식합니다. 오장은 서로 협조하여 밸런스를 유지하고 있습니다.

조금 알기 어려운 개념이지만 제 환자 분들에게 설명드리면 모두들 흥미를 가지고 자세히 알고 싶다고 말씀하십니다. 오장에 관해서 몸과 마음 관련 기능과 갱년기 연령대의 변화를 다음 페이지의 표에 정리해 놓았습니다.

	신(腎)	심(心)	간(肝)	비(脾)	폐(肺)
몸(전체) 관련 기능	- 생명의 근본, 기의 저장고 - 생식기능 성장발육 - 뼈 치아 관절의 기능을 높인다.	- 기혈수를 펌프하 듯이 전신으로 밀어내서 순환시키는 사령탑	- 혈의 저장고 - 기혈수를 몸의 구석구석까지 순환시켜, 월경 주기를 조절한다.	- 기혈수의 제조 공장 - 피부 및 근육을 튼튼하게 한다. - 과다한 출혈을 막는다.	- 호흡을 유지한다. - 기와 수를 전신에 샤워시키는 것처럼 퍼트린다.
마음 관련 기능	지능 지각 정신력을 유지한다.	평온한 마음·사고력 분석력 기억력을 유지	마음을 느긋하게 만들어 준다.	안정된 정신 평정심을 유지한다.	청각·후각·미각·촉각·시각을 유지한다.
갱년기 세대에는	저장하고 있는 기가 감소하며, 생명력이 소모된다.	신(腎)이 약해져감에 따라 사령탑으로써의 기능이 떨어지고, 불안, 불면, 두근거림 등의 증상이 생기기 쉬워진다.	저장하고 있는 혈이 감소하면서 몸과 마음의 편안함이 사라진다.	신(腎)이 약해져감에 따라 제조공장의 기능이 나빠지고 식욕이 없어지고 피곤해집니다.	그다지 기능이 떨어지지는 않는다.

오장을 자연스럽게 적용시켜서
생각해보자

오장은 각각 태양(심, 心), 구름(폐, 肺), 대지(비, 脾), 나무(간, 肝), 용암(신, 腎)에 비교될 수 있습니다.

그래서 기혈수氣血水는 마치 공기 및 안개처럼 오장의 사이를 순환하고 있습니다. 요컨대 한의학의 생각법은 몸 안에도 태양 및 구름이 있다는 것입니다. 인체 내부를 자연에 적용시키면, 맑은 날도 있으면 흐린 날도 있습니다. 내린 비는 지면에 모여 나무의 영양이 되고, 태양이 비추면 수증기가 되어 공중으로 되돌아갑니다. 이런 순환은 사람이 살아가고 있는 환경도 마찬가지입니다. 사람은 깨끗한 공기를 들이쉬고, 물을 마시고 음식을 먹으며 살아가고 있습니다. 사람이 내보내는 변, 가스 및 소변은 다시 자연으로 돌아갑니다.

맑은 날에는 사람의 마음도 밝아지지만, 맑은 날만 있으면 말라붙고 맙니다. 흐리거나 비가 오는 날도 필요합니다. 하지만 비만 와서는 사람의 몸도 배수가 나빠져서, 물에 잠기게 됩니다. 사람의 몸과 자연환경은 피부라고 말하는 경계가 있지만, 한없이 밀접한 관계가 있습니다.

자연환경과 사람의 몸의 밸런스가 잘 잡혀 있는 것이 건강한 상태입니다. 그렇기 때문에 뭔가 증상이 생겼을 때, 그 사람을 둘러싼 환경이 어떠한가를 생각하는 것은 치료를 하는 데에 있어서 필수불가결한 것입니다.

같은 갱년기 연령이라도, 증상의 양상이 사람에 따라 차이가 있는 것은, 그 사람을 둘러싼 자연 및 환경의 차이 때문입니다.

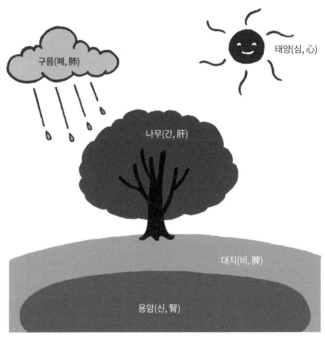

오장과 자연환경의 이미지

03

나의 몸부터
이해하자

🍎 　오장 중에도 특히 노화와 깊은 관련이 있는 것은 신腎입니다. 신의
기능을 조금 더 상세히 알아봅시다.

성장부터 노화까지 관련하는
생명의 근본 '신腎'

오장 중 신腎은 생명의 근본이라고 생각됩니다. 생명력의 저장고로써,
① 성장, 발육, 생식기능을 정상으로 유지, ② 물을 대사하여 불필요한
물을 소변으로 배출, ③ 뼈와 치아를 만들어 전신의 운동기능을 높임,
④ 지능, 지각, 정신력 등 뇌의 기능을 유지, ⑤ 청력을 유지, ⑥ 모발을
검고 풍성하게 함, ⑦ 대소변을 적절히 모아서 적절한 양을 배출하는

등의 기능이 있습니다.

인체의 성장, 발육, 성숙, 노화의 전과정에 관련되어 있습니다. 땅 깊숙이 있는 마그마의 이미지입니다.

신腎에 모여 있는 생명력은 부모님으로부터 받은 선천적인 것과 하루하루 생활하는 중에 만들어지는 후천적인 것이 있습니다. 이것을 '신기腎気'라고 합니다.

'신기腎気'가 감소하는 노년기로 몸이 바뀌는 것이 갱년기

여성의 신기腎気는 7년마다 변화한다고 생각되고 있습니다. 여성의 몸이 '7의 배수에 변한다'고 하는 것은 아래의 이유 때문입니다.

- 7세에 신기腎気가 성장해서 발육이 시작되고, 영구치가 납니다.
- 14세가 되면 신기가 활발해져서 성숙해서 월경이 시작되고, 임신이 가능한 몸이 됩니다.
- 21세가 되면 신기는 점점 활발해져서 몸의 모든 곳에 이릅니다. 임신력도 높아집니다.
- 28세에 신기와 오장의 기능은 절정에 이르러, 최고로 건장한 시기입니다.
- 35세가 되면 신기가 조금씩 감소해가기 때문에 체력이 약해지기 시작합

니다.

- 42세가 되면 더욱더 체력이 없어지고, 주름살이 지고 흰머리가 늘어갑니다.

- 49세가 되면 신기가 감소하고, 혈이 적어지기 때문에, 월경이 멈추고, 아이를 출산할 수 없게 됩니다.

이 때문에 갱년기 세대는 신에 모인 생명력(신기)이 줄어, 노년기를 향하여 몸이 바뀌는 시기입니다.

신腎이 약해지면, 간肝과 심心도 약해져 갑니다. 간과 심은 혈血을 저장하고, 전신에 순환시킨다고 하며, 혈의 운반과 저장에 관련되어 있습니다. 그렇기 때문에 갱년기의 여성은 혈과 관련된 안 좋은 증상이 늘어나게 됩니다.

갱년기 세대에는
'간肝, 심心, 비脾'도 약해진다.

갱년기가 돼서 눈에 띄게 기능이 떨어지는 것은 신腎뿐만이 아닙니다. 간肝, 심心, 비脾도 기능이 나빠집니다.

갱년기가 되면, 신腎에 비축된 생명력이 기울게 되고 그 영향으로 간肝, 심心, 비脾의 기능도 나빠집니다. 정상적인 월경은 비가 음식물로부터 혈血을 만드는 기능, 간이 만들어진 혈을 공급하는 기능과 심의 전신 (특히 자궁 및 난소)에 펌프처럼 혈을 보내는 기능의 공동작업으로 일어납니다.

이 공동작업의 약화로 인해 월경이 멈추고, 폐경을 맞이하는 것입니다.

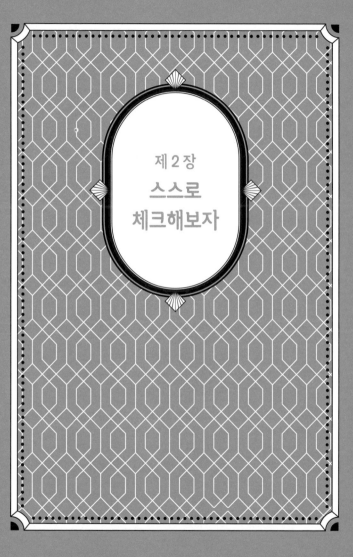

제 2 장
스스로
체크해보자

몸의 소리를
들어보자

갱년기 세대가 되면 몸의 이곳저곳에 안 좋은 증상이 나타나기 쉬워집니다. 그런 시기이기 때문에 더욱더 스스로의 몸을 관찰해서 어떤 상태인지를 항상 체크하는 것은 질병의 예방 및 치료에 관련된 기본 중의 기본입니다.

제가 권장하고 싶은 것은 몸의 상태를 적어 나가는 '셀프 진료기록카드'를 만드는 것입니다.

한의학적으로는 피부 및 모발, 손발톱, 혀, 흉부, 손발 등의 상태를 체크하는 것으로도 스스로의 몸이 지금 어떤 상태인지를 간단하게 알 수 있습니다.

이번 장에서는 이러한 셀프 체크를 하는 방법을 소개합니다. 50쪽의 셀프 진료기록카드에 체크하는 내용을 적어봅시다.

스스로 몸의 소리를 듣고, 몸이 내보내고 있는 SOS를 못 본 척하지 않는 것이 중요합니다. 스스로의 상태를 정확히 파악하고 밸런스가 왜 흐트러지는지 생각하면, 질병을 예방할 수 있습니다.

기혈수의 이상은 몸에 드러난다.

한의학에서는 어떤 안 좋은 증상이 나타날 때에 기혈수気血水의 어느 부분이 어떻게 흐트러져서 그 증상이 생겼는지 문진하고, 몸의 상태를 보며 진단하고 있습니다. 기혈수의 어느 부분이 이상이 있는가에 대하여 다음처럼 분류합니다.

기気의 이상

- 기気의 양이 충분하지 않은 '기허気虚'
- 기気의 순환이 나쁜 '기체気滞'

갱년기 세대는 기를 생성하는 오장인 비脾 및 기를 순환시키는 오장인 간肝의 기능이 떨어지기 때문에 기허気虚 및 기체気滞가 되기 쉽습니다.

기氣의 이상에 대해서는 제3장에서 더욱더 상세히 소개하겠습니다.

혈血의 이상

- 🔎 혈血의 양이 충분하지 않은 '혈허血虛'
- 🔎 혈血의 순환이 나빠진 '어혈瘀血'

갱년기 세대의 여성은 혈血을 저장하고 순환시키는 기능이 있는 오장인 간肝의 기능이 떨어지기 때문에 혈허血虛, 어혈瘀血이 반드시 발생합니다.

혈血의 이상에 대해서는 제4장에서 더욱더 상세히 소개하겠습니다.

수水의 이상

- 🔎 불필요한 수분이 몸에 쌓이는 '수체水滯, 수독水毒'

갱년기 세대의 여성은 수水의 대사와 관련된 오장인 비脾 및 신腎의 기능이 떨어지기 때문에 수체(수독)가 되기 쉽습니다.

수체(수독)에 대해서는 제5장에서 더욱더 상세히 소개하겠습니다.

그러면 바로 몸의 상태를 체크해봅시다.

신장	cm
체중	kg
BMI	

BMI = 체중(kg) ÷ 신장(m) ÷ 신장(m)

신장(m)이 158 cm이고
체중이 60 kg인 사람의 BMI는
60 ÷ 1.58 ÷ 1.58 = 24.0이 됩니다.

BMI: 22~25 보통
26~과체중

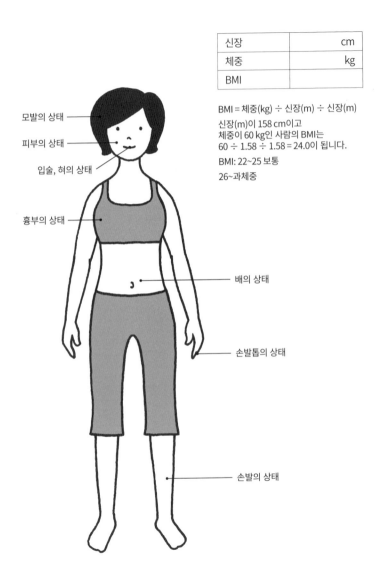

모발의 상태

피부의 상태

입술, 혀의 상태

흉부의 상태

배의 상태

손발톱의 상태

손발의 상태

피부의 상태로부터
몸을 체크 ☑

피부는 내장의 거울이라고 합니다. **피부의 상태로 몸의 이런저런 정보를 얻을 수 있습니다.** 피부에 윤기가 있고 혈색이 좋고, 광택이 있는 것은 위장의 상태가 좋고, 몸의 밸런스가 잘 잡혀 있는 상태입니다.

반대로, 위장의 상태가 나쁘면 피부에 충분한 영양이 가지 않아, 광택이 없어지고 피부 처짐이 생깁니다.

또한, 그 색이 하얗고, 피부가 늘어지고, 살찐 경향이 있고 근육에 긴장이 없고 조금만 움직여도 숨이 차고, 땀을 쉽게 흘리는 사람은 기허気虛로(제3장 참고) 차가운 체질의 사람이 많습니다.

피부의 색이 나쁘고, 피부에 광택이 없고 건조해서, 마른 경향의 사람은 혈허血虛(제4장 참고)인 사람이 많습니다.

이하의 체크 테스트도 한번 해봅시다.

□ **피부가 처지고 광택이 없다.**
□ **빛깔과 윤기가 나쁘다.**
　→ '기気'의 양이 충분하지 않은 '기허気虛'(제3장 참고)의 가능성이 있습니다.

- ☐ 피부가 건조하고 가렵다.
- ☐ 주름이 눈에 띈다.
- ☐ 아래 눈꺼풀의 색이 연하다.
- ☐ 안색이 하얗고 광택이 없다.

  → '혈血'의 양이 충분하지 않은 '혈허血虛'(제4장 참고)의 가능성이 있습니다.

- ☐ 기미가 눈에 띈다.
- ☐ 다크서클이 눈에 띈다.
- ☐ 안색이 칙칙하다.

  → '혈血'의 순환이 나쁜 '어혈瘀血'(제4장 참고)의 가능성이 있습니다.

모발의 상태로부터
몸을 체크 ☑

모발은 한의학에서 '혈여血餘'라고 합니다. 한의학에서 '혈血'은 혈액 및 혈액이 움직이는 영양을 칭합니다. 영양이 충분히 널리 퍼지면 모발도 풍성해지는 것입니다. 모발도 피부와 같아서 내장의 안 좋은 상태 및 기혈수의 상태를 비추는 거울입니다. 이하의 체크 테스트로 스스로의 컨디션을 점검해봅시다.

- ☐ 빠진 머리카락이 많다.
- ☐ 나이에 비해 흰머리가 많다.

☐ 전체적으로 머리카락이 적다.

☐ 모발에 윤기가 없고 푸석푸석하다.

　→ 혈血의 양이 충분하지 않은 '혈허血虛'(제4장 참고)의 가능성이 있습니다.

☐ 원형 탈모가 있다.

　→ 원형탈모의 원인은 단순하지는 않습니다만, 스트레스와 관련이 있는 경우도 있습니다.

기氣의 순환이 나쁜 '기체氣滯'(제3장 참고)의 가능성이 있습니다.

입술의 상태로부터 몸을 체크 ☑

입술은 '기혈수氣血水'의 '혈血'의 상태를 잘 반영하고 있는 부분입니다.

☐ 입술의 색이 옅다.

☐ 입술이 갈라져서 까슬까슬, 거칠거칠하다.

　→ '혈血'의 양이 충분하지 않은 '혈허血虛'(제4장 참고) 혹은 '기氣'의 양이 충분하지 않은 '기허氣虛'(제3장 참고)의 가능성이 있습니다.

☐ 입술의 색이 거무스름하다

　→ '혈血'의 순환이 나빠진 '어혈瘀血'(제4장 참고)의 가능성이 있습니다.

손발톱의 상태로부터
몸을 체크 ☑

손발톱의 상태로도 몸의 상태를 알아내는 것이 가능합니다. 이하의 체크 테스트로 조사해봅시다.

- ☐ 손발톱이 무르고 갈라지기 쉽다.
- ☐ 세로로 금이 눈에 띈다.
- ☐ 움푹 패여 있다.
  - → '혈허血虛'(제4장 참고) 혹은 '기허氣虛'(제3장 참고)의 가능성이 있습니다.

또, 손발톱에 들어간 횡으로 된 금으로 과거에 컨디션이 좋지 않았던 시기에 대해 알 수 있습니다. 손발톱은 1개월간 3–4 mm 자라기 때문에, 횡으로 된 금이 손톱의 뿌리로부터 3 mm 정도 위치에 있으면 1개월 전에 컨디션이 나빴다는 것을 보여줍니다.

혀의 상태로부터
몸을 체크 ☑

혀는 한의학에서는 몸의 상태를 반영하는 중요한 정보원이라고 생각합니다. 혀 그 자체의 색 및 형태, 혀에 붙은 태苔의 색, 윤택한 양상, 혀

아랫면 정맥의 두드러지는 양상 등을 봅니다.

혀의 관찰 방법

혀는 밝은 자연광에서 관찰합니다. 태^苔에 착색되기 좋은 커피, 사탕, 담배, 우유, 녹차, 귤 등을 먹은 뒤에는 정확한 색깔을 알 수가 없어서, 조금 시간을 두고 관찰해봅시다. 혀의 긴장을 풀고, 납작한 형태가 되도록 늘려서 관찰합니다.

관찰의 포인트

🔍 혀의 크기, 긴장 상태

혀는 몸의 영양상태를 반영하고 있습니다. 건강한 때는 긴장이 좋고, 탄력이 있는 혀를 하고 있습니다. 기허가 되면 혀는 크게 퉁퉁 부은 듯이 되어 긴장이 없어집니다. 기허가 되면 혀에 탄력이 없

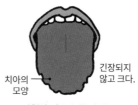

치아의 모양
긴장되지 않고 크다.

기허(気虚)·수체(水滞)

어지기 때문에 혀의 가장자리에 치흔이 잘 보입니다. 치흔은 혀와 치아가 만나는 부위가 치아의 모양으로 움푹 패이게 되는 것입니다. 물이 잘 나가지 않는 수체^{水滞}의 경우에는 혀의 치흔이 잘 보입니다.

혀의 색

혀의 색으로, 혈의 양, 혈의 순환 상태를 체크할 수 있습니다. 건강한 때는 담홍색을 하고 있습니다. 혀의 색이 뽀얗게 될수록 혈이 부족한 혈허의 상태가 심하다고 생각할 수 있습니다. 또 열이 있을 때는 혀의 붉은 빛이 강해집니다. 혈

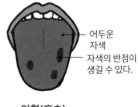

어두운 자색
자색의 반점이 생길 수 있다.

어혈(瘀血)

의 순환이 나빠진 어혈의 시기에는 혀의 색이 어두운 자색이 됩니다. 특히 어혈이 강한 때는 혀의 표면에 자색의 반점이 생길 수 있으며, 혀의 아랫면의 정맥이 청흑색으로 불룩하게 보입니다.

혀의 윤기

건강한 때의 혀는 적절한 정도의 윤기(습기)가 있는 상태입니다. 수(水)가 충분하지 않은 상태 및 기허가 있어, 영양이 널리 퍼지지 않은 때에는 혀의 표면이 건조하고 깊은 균열이 생길 수 있습니다.

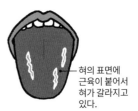

혀의 표면에 근육이 붙어서 혀가 갈라지고 있다.

수의 대사가 나빠서, 여분의 수가 고이는 수체가 되면, 혀의 표면이 투명 내지는 반투명한 타액으로 질척질척 덮인 것처럼 됩니다.

🔎 혀의 태^苔

건강한 때에는 설태^{舌苔}는 하얗고 얇은 상태로, 혀 전체에 균등하게 붙어 있습니다. 설태를 문지르면 간단하게 벗겨질 때는 기허 및 혈허의 상태입니다.

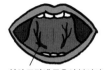

혀의 표면에 근육이 붙어서
혀가 갈라지고 있다.

수(水)가 충분하지 않은 기허

또 기허 및 혈허로 영양상태가 나쁜 때는 설태^{舌苔}의 일부분이 얼룩덜룩하게 박리되어 태가 없어집니다. 수^水의 대사가 나쁘거나 과식을 하면 설태가 두껍게 달라붙게 됩니다. 열이 있는 때는 설태는 마르고 비지처럼 돼서 벗겨지기 쉽게 됩니다.

이처럼 혀는 몸의 밸런스 상태를 미세하게 반영하고 있습니다. 월경주기에 따라서 혀의 상태도 변화합니다. 매일 아침 거울로 혀를 관찰해봅시다.

손발의 상태로부터 몸을 체크 ☑

손발이 차갑지는 않은가, 붓지는 않았는가, 정맥류가 있지는 않은가 등을 관찰해봅시다.

☐ 손 혹은 발의 같은 장소가 언제나 아프다.

☐ 발에 정맥류가 있다.

　→ '어혈瘀血'(제4장 참고)의 가능성이 있습니다.

☐ 손발이 나른하고 몸이 무겁다.

☐ 발이 붓고 차다.

　→ '수체水滯'(제5장 참고)의 가능성이 있습니다.

☐ 손발이 저리고 가벼운 통증이 있다.

　→ '혈허血虛'(제4장 참고)의 가능성이 있습니다.

배의 상태로부터
몸을 체크 ☑

배는 바로 누워서 무릎을 편 상태로 힘을 빼고 천천히 손으로 만져봅니다.

☐ 명치부터 양 옆구리가 무겁게 당기고 누르면 불쾌감이 있다.

　→ '기체氣滯' 및 '간기울결肝氣鬱結'(제3장 참고)의 가능성이 있습니다.

☐ 명치를 가볍게 두드려서 물의 소리가 난다.

☐ 명치 및 배꼽의 위에 가볍게 손을 두면 박동이 느껴진다.

　→ '수체水滯'(제5장 참고)의 가능성이 있습니다.

☐ 배꼽의 아래를 만지면 불쾌감 및 통증이 있다

☐ 좌하복부를 만지면 불쾌감 및 통증이 있다

→ '어혈瘀血'(제4장 참고)의 가능성이 있습니다.

흉부의 상태로부터
몸을 체크 ☑

흉부에 이하와 같은 증상이 없는지 확인해봅시다.

☐ 쉽게 불안해진다.
☐ 가슴앓이를 잘한다.
☐ 목이 잘 막힌다.
☐ 두근거린다.

→ 이런 증상이 있고 심전도 등의 검사를 해도 이상이 없을 때는 '기체氣滯', '기허氣虛'의 상태라고 생각해볼 수 있습니다. 제3장을 읽어봅시다.

두근거릴 때는 자신의 맥을 관찰해봅시다. 손목의 내측에 엄지 쪽에서 동맥의 박동을 느껴봅니다. 검지, 중지, 약지 이렇게 세 손가락으로 가볍게 만져봅니다. 가볍게 만져서 맥을 느낄 수 없을 때는 조금 더 강하게 만져봅시다. 박동을 느꼈다면 1분간 몇 회를 뛰고 있는지 세 봅니다. 1분간 60-100회라면 정상이며, 두근거림이 느껴질 때는 맥수가 정상인지 관찰하는 것으로도 심전도검사를 받지 않아도 그게 병적인 맥인지를 알 수 있습니다. 맥이 건너뛰는 것은 없는지도 관찰해서 기록해봅시다.

몸의 밸런스를
점검해보자

🍎 계속해서 스스로가 어디가 안 좋은지 이하의 체크리스트로 조사해봅시다. 해당하는 항목이 가장 많은 것이 안 좋은 상태에 해당합니다.

2개 이상의 증상에 해당하는 경우에는 복합적으로 일어나고 있는 것이라고 할 수 있기 때문에 다음 장부터 서술한 여러 가지 대처법을 참고하여 인체의 부조화를 개선해봅시다.

부조화^{不調} 체크리스트 ☑

기^氣의 양이 충분하지 않은 '기허^{氣虛}'

☐ 피곤해서 쉽게 나른해진다.

☐ 아침부터 나른하다.

☐ 점심밥을 먹으면 졸음이 온다.

☐ 메슥메슥거리는 느낌이 자주 있다.

☐ 공복감이 잘 안 느껴지고 소식하게 된다.

☐ 맛있는 느낌이 없지만 먹으려면 먹어진다.

☐ 작은 일로도 곧잘 불안해진다.

☐ 기력이 없고 기분이 좋아지지 않는다.

☐ 계단을 오르면 다리가 무겁다.

☐ 자궁 및 방광이 떨어지고 있는 기분이 든다.

기^氣 순환이 나쁜 '기체^{氣滯}'

☐ 작은 일로도 짜증이 난다.

☐ 화를 잘내고 곧잘 버럭하게 된다.

☐ 사소한 일로 신경을 쓸 일이 많다.

☐ 우울해서 위축되기 쉽다.

☐ 잠들기가 힘들고 숙면감이 없다.

☐ 한숨을 잘 쉰다.

☐ 불안해져서 사소한 것으로 끙끙 앓는다.

- ☐ 목(인후)이 메이고 및 흉부가 막히는 기분이 잘 든다.
- ☐ 배가 빵빵하게 유지되어 가스 및 방귀가 잘 나온다.
- ☐ 입이 쓴 느낌이 있다.

혈血의 양이 충분하지 않은 '혈허血虛'

- ☐ 모발이 잘 빠지고, 상하고 있다.
- ☐ 손발톱이 하얗고, 금이 눈에 띈다.
- ☐ 눈이 피곤해서 침침할 때가 많다.
- ☐ 피부가 까슬까슬하고 거칠어지고 있다.
- ☐ 월경불순으로 양이 적다.
- ☐ 손발이 잘 저리다.
- ☐ 발에 쥐가 잘 난다.
- ☐ 월경량이 적고 시기가 잘 늦어진다.
- ☐ 두근거림이 자주 느껴진다.
- ☐ 일어날 때 자주 어지럽고 및 현기증이 많다.

혈血의 순환이 나빠진 '어혈瘀血'

- ☐ 어깨 결림 및 두통이 잘 있다.
- ☐ 자궁근종 및 내막증이라고 들은 적 있다.
- ☐ 발에 정맥류가 있다.
- ☐ 요통 및 신체의 통증이 잘 생긴다.
- ☐ 아픈 곳을 만지면 더욱 아프다.

- ☐ 통증이 밤에 심해진다.
- ☐ 월경 전에 짜증스러운 두통이 있다.
- ☐ 월경 전에 단 것을 먹고 싶어져서 과식을 하기도 한다.
- ☐ 월경불순이 있다.
- ☐ 여드름 및 뾰루지가 늘었다.

불필요한 수분이 몸에 쌓이는 '수체水滯, 수독水毒'

- ☐ 몸이 잘 붓는다.
- ☐ 몸이 묵직한 느낌이 든다.
- ☐ 현기증·휘청거림이 잘 느껴진다.
- ☐ 흐리거나 비가 오는 날은 상태가 안 좋다.
- ☐ 묽은 변을 잘 본다.
- ☐ 가래가 그렁그렁하고 맺히기 쉽다.
- ☐ 언제나 머리가 무겁다.
- ☐ 얼굴 및 손발이 부어 있다.
- ☐ 언제나 발이 차다.
- ☐ 물 같은 콧물이 잘 나온다.

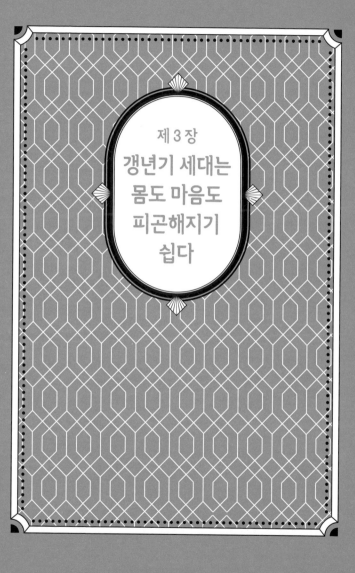

제 3 장

갱년기 세대는
몸도 마음도
피곤해지기
쉽다

01

신기능이 감소하는
갱년기

🍎 앞의 장의 셀프 체크로 '기氣'의 이상이 있다고 생각되는 분은 이 장에서 더욱 더 스스로의 유형을 알고, 대처법을 찾아갑시다. 먼저 '기'에 대해 설명합니다.

사람의 몸은 육체라고 하는 눈에 보이는 물질과 움직임을 비롯한 여러 가지 기능적인 면으로 나눠져 있습니다. 눈에 보이는 육체가 혈血 및 수水로써 있고 눈에 보이지 않는 기능이 기氣입니다.

기氣에는 선천적인 기와 후천적인 기가 있습니다. 선천적인 기는 태어나면서 지니고 있는 부모님으로부터 받은 기입니다. 후천적인 기는 매일매일의 생활 중에 만들어내는 기인 것입니다. 소모도 되지만, 보충되는 것도 가능합니다.

기気는 오장의 비脾에서 만들어져, 생명의 근본으로써 존재하는 신腎에 축적됩니다. 신에 축적된 기를 신기라고 합니다.
기気는 충분한 양이 만들어지는 것과 원활하게 순환하는 것의 그 양과 순환이 모두 중요합니다.

하지만 갱년기가 되면 신기腎気가 닳아 없어지기 때문에 비脾의 기능도 줄고, 기気가 만들어지지 않게 되서, **기気가 부족한 '기허気虚'가 되기 쉽습니다.** 또, 기気가 만들어져도 **순환이 나빠지면 '기체気滞'가 됩니다.**

제1장에서 기気에는 '① 몸을 성장시킨다. ② 따뜻하게 한다. ③ 저항력을 높인다. ④ 몸으로부터 필요한 것들이 흘러나오는 것(땀, 혈액, 소변 등)을 막는다. ⑤ 대사활성을 높인다'라고 하는 5가지 기능이 있다고 말하였습니다.

그 때문에 기허気虚 및 기체気滞가 되면 그 기능이 떨어져 장기의 기능이 나빠지기도 하고 몸이 차가워지기도 하며, 면역력이 낮아져서 질병에 걸리기 쉽게 되기도 하고 월경혈이 스물스물 지속되기도 하며, 쉽게 땀이 나기도 합니다.

기허気虚와 기체気滞에 대해 더욱더 상세히 확인해 봅시다.

기氣의 양이 충분하지 않은
'기허氣虛'

🍎　기허氣虛는 기氣가 부족한 상태로, 피곤하기 쉬워지고 기력이 나지 않으며, 밥맛이 없어지고 손발이 나른해지며, 월경이 스멀스멀 지속되고 감기에 걸리면 낫기가 어렵고, 손발이 차고 소변색이 연해지고 양이 많아지기도 하는 증상이 생깁니다.

갱년기의 기허氣虛에 사용되는
주요 한약[8]

기허氣虛한 시기에는 충분하지 않은 기氣를 보충하는 것이 필요합니다. 이것을 '보기補氣'라고 하며, 기허한 사람에게는 보기의 기능이 있는 '보기제補氣劑'의 한약을 사용합니다. 갱년기의 기허는 증상의 강도보다도 다음의 유형으로 나눌 수 있습니다.

① 갑자기 나른하고 무기력한 유형
② 밥이 맛이 없는 식욕부진 유형
③ 감기에 잘 걸리는 저항력 격감 유형
④ 불안해서 견딜 수 없는 정신쇠약 유형

이 네 가지의 유형별로, 일반적으로 사용하는 한약을 소개합니다.

① 갑자기 나른하고 무기력한 유형

오장 전체의 힘이 없어져서 기허氣虛의 일반적인 증상이 여러 가지로 나타나는 것이 특징이며, 이하의 항목에 많이 해당하는 사람은 이 유형입니다.

☐ 피곤하기 쉽다.
☐ 기력이 없다.
☐ 움직이는 것이 귀찮다.
☐ 손발이 나른하다.
☐ 배변이 일정하지 않고 무른 변이 되기도 변비가 되기도 한다.
☐ 한낮인데도 곧잘 졸리다.
☐ 월경이 스멀스멀 계속된다.
☐ 감기에 걸리기 쉽고 일단 걸리면 좀처럼 낫지 않는다.

□ 추위를 타게 되고 손발이 차다.

□ 소변색이 연해지고 양이 많아진다.

□ 말하는 것도 귀찮고 말수가 적다.

이 유형의 사람에게는 보기제補気剤인 사군자탕四君子湯·육군자탕六君子湯·보중익기탕補中益氣湯 등이 잘 사용됩니다. 이 한약들에는 한국산 인삼, 대추, 생강처럼 식재료로써도 사용되는 보기補気의 생약이 들어가고 있습니다.

이 중에 보중익기탕補中益氣湯을 사용해 이 유형의 기허気虛가 개선된 증례를 소개합니다.

【증상】 나른하고, 기력과 체력이 감소한 50세 여성
【사용 한약】 보중익기탕補中益氣湯

이 50세 여성의 증상이 생긴 계기는 딸의 출산이었습니다. 출산 기간 동안 밤새 간병하고 퇴원 후에는 친정에 온 딸과 손주를 뒷바라지했으며, 주말에는 사위가 하룻밤 자러 오기 때문에 식사를 준비하느라 손을 놓지 못했습니다. 활기차고 행복하고 즐거웠지만 스스로의 출산보다도 지쳤습니다. 1개월이 지나 딸과 손주는 집에 돌아갔습니다. 기운이 빠졌는지 그 이후 나른하고 하루 종일 지친 상태로 지냈습니다. 어디가 아픈 것은 아니었는데, 기력과 체력의 감퇴를 느끼고 남편을 위해서 밥

을 짓는 것도 귀찮았습니다.

이 분은 전형적인 기허^{気虛}였기 때문에 보중익기탕^{補中益氣湯}을 처방하였습니다. 그랬더니 곧 근본적인 원기가 돌아왔습니다. 보중익기탕^{補中益氣湯}은 보기^{補気}의 기능이 있는 생약을 기초로 혈^血을 보충하는 생약 및 기력을 올려주는 생약이 들어가 있습니다. 원기가 없는 사람을 갑자기 원기가 돌아오게 하는 한약입니다. 손발이 나른하다, 말에 힘이 없다, 눈에 힘이 없다, 식욕이 없어져 먹어도 맛이 없다, 피곤해서 땀이 질질 난다고 하는 경우의 적응증입니다. 보통 원기 넘치는 사람이 질환을 만나 약해졌을 때 등에 탕제로 복용하게 하는 것도 효과가 있습니다.

밥을 짓는 것이 귀찮을 때는 반찬도 그 때 마침 있는 것으로 먹고 냉동식품이라도 좋지 않나요? 가끔은 부부가 나가서 외식을 하는 것도 괜찮지 않나요?

② 밥이 맛이 없는 식욕부진 유형

기허^{気虛}가 있어서 오장 중 비^脾의 기능이 떨어져 있는 것이 이 유형에 해당하며, 일반적인 기허^{気虛}의 증상뿐 아니라 속병에 관련된 증상도 많이 나타납니다. 이하의 증상에 해당한다면, 이 유형입니다.

☐ 밥이 맛있지가 않다.

☐ 공복감이 없다.

☐ 양을 많이 먹을 수 없다.

☐ 소화가 안 되고 밥을 먹으면 배가 더부룩하다.

☐ 배변이 일정하지 않고 무른 변이 되기도 변비가 되기도 한다.

☐ 손발이 나른하다

이 유형의 사람에게는 보기제補気剤인 육군자탕六君子湯·계비탕啓脾湯·복령음茯苓飲·복령음 합 반하후박탕茯苓飲 合 半夏厚朴湯 등이 잘 사용됩니다.

이 중에 계비탕啓脾湯을 사용해 이 유형의 기허気虛가 개선된 증례를 소개합니다.

【증상】 설사가 멈추지 않고, 몸이 나른한 48세 여성
【사용 한약】 계비탕啓脾湯

이 48세 여성은 뭔가 계기가 된 것은 없었지만, 1개월 전부터 설사가 지속되고 있습니다. 배가 아픈 것도 아니고, 먹으면 곧 진흙 같은 변이 나옵니다. 먹을 때마다 변이 나오기 때문에 점점 음식 섭취가 줄어가고 먹는 것이 무서워졌습니다. 보육 교사를 하고 있어 낮에는 급식을 먹는데, 먹으면 설사를 하기 때문에 고통입니다. 설사가 지속되는 탓인지 나른하고, 일이 끝나서 집에 돌아가면 주저앉아 있습니다.

이 분에게는 계비탕啓脾湯을 처방했습니다. 계비탕은 보기제補気剤의 역할을 하는 사군자탕四君子湯에 설사를 멈추는 작용이 있는 산약山藥 및 연꽃의 씨인 연자육蓮子肉이 들어가 있는 한약입니다. 기허気虛의 증상이 있고, 수양성의 설사가 있다든지, 먹으면 곧 배변을 한다든지 하는 사람에게 사용합니다. 이 분은 계비탕을 2–3일 복용하고 설사가 치료되어 그 뒤에는 복용하지 않아도 호전되었습니다. 원래 위장이 약한 분이었기 때문에 그 뒤에도 피곤해서 설사를 하는 것 같은 경우에는 계비탕을 복용하고 있습니다. 이처럼 계비탕은 복부의 증상이 있는 기허에 효과적입니다.

바로 설사를 하며 위장이 약한 사람도 쾌차하며 서러워하지 않아도 됩니다. 자신에게 맞는 음식을 자신에게 맞는 양으로 먹으면 좋습니다. 체질은 다른 사람과 비교해도 별수 없습니다. 스스로의 몸이기 때문에, 약한 위장을 가엾게 여깁시다.

③ 감기에 잘 걸리는 저항력 격감 유형

기허気虛가 있어서 오장 중 특히 폐肺의 기능이 떨어져 있는 '폐기허肺気虛'라고 하는 상태가 되어 있는 것이 이 유형입니다. 기허의 일반적인 증상 이외에 이하와 같은 증상에 해당한다면, 이 유형입니다.

□ 기침 및 가래가 좀처럼 낫지 않고 늘 나오고 있다.
□ 조금 움직이면 숨이 찬다.

☐ 덥지도 않은데 땀이 줄줄 난다.

☐ 목소리에 힘이 없다.

이 유형은 '보기제補気剤'의 보중익기탕補中益氣湯 및 삼소음蔘蘇飲 등이 잘 사용됩니다. 이 중 삼소음을 사용해서 이 유형의 기허가 개선된 증례를 소개합니다.

【증상】콧물과 가래가 좀처럼 치료가 안 되는 55세 여성
【사용 한약】삼소음蔘蘇飲

이 55세의 여성은 원래 위장이 약하고, 그다지 기력이 있는 사람이 아닙니다. 폐경한 52세경부터 콧물이 흐르기도 목에 넘어가기도 하는 불쾌한 증상이 시작되었습니다.

감기도 아닌데 항상 콧물 및 가래가 막힌 것처럼 있는 기분이 있습니다. 이비인후과에서는 후비루라고 하며 약을 처방했으나 그다지 효과는 없었습니다. 다른 이비인후과에 가면 이비인후과적으로는 이상이 없기 때문에 정신과에 가는 것이 어떻냐는 말까지 들으니 도대체 어느 과에 가면 좋을지 알 수 없게 되어 곤란해졌습니다.

이 여성에게는 삼소음蔘蘇飲을 처방했습니다. 삼소음은 보기제補気剤 육군자탕六君子湯에 가래 및 기침을 멈추는 생약이 들어간 한약입니다. 가래를 멈추는 약으로 자소엽^{紫蘇葉} 및 귤의 껍질(진피, 陳皮)이 들어가 있고, 맛과 향이 좋아서 복용하기 쉬운 한약입니다. 이 여성은 1–2개월 정도 복용한 뒤에 증상이 조금씩 호전되었습니다. 콧물과 가래가 감소하게 된 것뿐 아니라 잦은 피로 증상도 좋아져, 원기가 좋아졌습니다.

이렇게 삼소음^{蔘蘇飮}은 폐기허^{肺気虛}의 증상에 효과를 발휘합니다.

④ 불안해서 견딜 수 없는 정신쇠약 유형

기허^{気虛}가 오장 중 심^心에도 영향을 끼쳐, 심의 기능이 떨어진 '심기허^{心気虛}'라고 하는 상태가 이 유형입니다. 심은 마음을 평온하게 유지하는 기능이 있기 때문에 심기허가 되면 기허의 증상 이외에 이하의 증상도 생깁니다. 아래의 증상이 많이 해당한다면 이 유형입니다.

☐ 조금 움직여도 두근거리고 숨이 찬다.
☐ 금방 불안해진다.
☐ 작은 일로도 놀란다.
☐ 집중력이 떨어진다.
☐ 머리가 멍해진다.

이 유형은 보기^{補気}의 생약에 정신적인 불안을 잡는 생약이 들어간 한약이 적응증입니다. 계지가용골모려탕^{桂枝加龍骨牡蠣湯}·귀비탕^{歸脾湯}·가미귀비탕^{加味歸脾湯}·인삼양영탕^{人蔘養營湯} 등이 그런 것들입니다. 이 중에 귀비탕歸脾湯으로 이 유형의 기허気虚가 개선된 증례를 이야기해봅시다.

【증상】불안, 초조감, 서글픈 기분이 멈추지 않는 50세 여성
【사용 한약】귀비탕歸脾湯

이 50세의 여성은 갑자기 불안해지기도하고, 두근거립니다. 기분이 안정되지 않고 떠다니는 것 같은 감정입니다. 계기는 지인이 췌장암으로 작고하게 된 것이었습니다. 자신도 그렇게 되진 않을까 불안해서 견딜 수 없었습니다. 신경을 쓰면 초조감을 느끼기도 하고, 서글픈 기분이 들어서 어떻게 할 수 없었습니다.

이 여성에게는 귀비탕歸脾湯을 처방하였습니다. 귀비탕에는 오장 중 비脾의 기능을 보충하여 보기補気하는 생약과 오장 중 심心의 기능을 보충하여 보혈補血하는 생약이 들어가 있습니다. 귀비탕에 포함된 용안육龍眼肉은 불안, 비애, 수면부족을 개선하는 생약으로 정신을 평온하게 하고 위장에도 부담이 없는 것이 특징입니다. 이 여성은 복용한 지 2주 정도쯤에 불안하고 서글픈 마음이 누그러졌습니다. 이렇게 귀비탕歸脾湯은 심기허心気虚인 사람에게 효과적인 한약입니다.

가족 및 지인, 유명인의 질병과 사망을 스스로에게 적용시켜서는 안 됩니다. 불필요한 걱정을 피하기 위해서라도 갱년기 세대는 종합 건강검진 및 암검진 등 정기적인 건강 체크를 해 두는 것이 중요합니다.

갱년기 세대의 기허気虛를 개선하기 위한 양생법9)

계속해서 기허気虛를 개선하기 위한 양생법을 소개합니다. 식단에 이하와 같은 기気를 보충하는 식재료를 넣는 것을 권장합니다.

비(脾)의 기능을 좋게하여 기(気)를 보충하는 식재료

쌀, 찹쌀, 참마, 대두, 잠두(누에콩, 작두콩 마마콩), 감자, 대추, 인삼, 무화과, 소맥(밀), 꿀, 소고기, 닭고기, 무, 차조기10), 생강, 매실 등

간단하게 할 수 있는 보기補気 레시피

참마 죽

찹쌀(보통 쌀도 됨) 50 g과 껍질을 벗겨 채 썬 참마 30 g을 냄비에 넣고 죽을 만듭니다. 설탕을 적당량을 더해서 양념을 합니다.

찹쌀과 참마에는 몸을 따뜻하게 하고, 오장의 비脾의 기능을 회복시키고, 설사를 멈추는 기능이 있습니다. 배의 상태가 좋지 않고, 피곤할 때

에 만들어보면 어떨까요?

소고기 생강밥
소고기 150 g을 다짐육 상태로 다집니다. 생강을 짠 즙과 간장, 참기름
을 적당량 더해 섞어줍니다. 여기에 쌀 200 g을 넣어서 밥솥에 밥을 합
니다. 물의 가감은 취향대로 합니다.

소고기와 쌀밥에는 비脾를 따뜻하게 해주는 기능이 있습니다. 지쳐서
배의 상태가 좋지 않을 때 먹으면 배가 따뜻해지고 원기가 돌아옵니다.

갱년기 여성을 위한 혈자리 마사지와 뜸

사람의 몸에는 많은 혈자리가 있습니다. 혈자리는 흔히 1년의 날수와
같은 365혈이 있다고 하는데, 다만 그 수에 대해서는 다양한 학설이 있
는 것 같습니다. 이 혈자리를 계통을 세워서 연결해놓은 것을 경락經絡
이라고 합니다. 한의학에서는 기혈수氣血水는 경락을 순환하고 있다고
생각됩니다. 요컨대 경락은 철도이고 혈자리는 기차역, 기혈수는 기차
(전철)에 해당한다고 합니다.

혈자리는 중요한 기혈수가 통하는 역驛이기 때문에 바야흐로 요점要點. 침구 및 혈자리 마사지는 이 혈자리를 자극하는 치료로, 기혈수의 밸런스를 잡아주는 효과가 있습니다.

혈자리는 스스로의 손으로 마사지하는 것으로도 효과가 있습니다. 엄지손가락의 배(통통한 살 부분)로 혈자리에 맞춰서 천천히 힘을 줍니다. 손톱을 세워서는 안 됩니다. 누르는 때의 힘의 가감은 스스로가 기분 좋다고 느껴지는 것보다 강하게 해야 합니다. 혈자리를 천천히 여러 번 마사지하면서 1곳마다 1–2분 정도 시행합니다.

혈자리의 위치는 뼈가 튀어나온 곳과 움푹 패인 곳(기준점)으로부터 손가락 몇 개 거리 떨어진 곳인 위치로 정해져 있습니다. 현재는 WHO(세계보건기구)에 의해 위치 기준이 정해져 있습니다. 알기 쉬운 곳에 있는 혈자리는 스스로 찾을 수 있습니다. 대략적으로 위치를 알겠다면, 그 근처를 마사지해보고, 기분 좋아진다든지 띵하고 묵직하게 울리는 곳이 혈자리입니다. 다음에서 소개하는 기허気虛 개선에 좋은 혈자리도 있으니 마사지해봅시다.

이 혈자리들은 뜸(구, 灸)을 하는 것도 효과적입니다.
뜸이라고 하는 것은 구식이고 화상으로 부어서 아플 것 같다는 이미지가 있지만, 간단하게 가능한 뜸도 있습니다. 받침대가 있는 뜸은 드럭스토어에서 팔고 있습니다.[11] 받침대 위에 쑥이 붙어 있어 몸통이 심지부터 따뜻해져서 혈의 순환이 좋아지고 기의 순환도 좋아집니다.

뜸은 여러 가지 불의 강도가 있고, 마늘 뜸, 생강 뜸 등 종류가 다양하게 있습니다. 먼저 일반적인 유형을 삽시다. 받침대의 테이프를 떼고 혈자리에 두고 불을 붙입니다. 모기향으로 불을 붙여도 좋고, 불을 사용하지 않는 유형의 뜸도 좋습니다.

아래처럼 기허氣虛에 효과가 있는 혈자리에 뜸을 해봅시다.

기허氣虛에 듣는 혈자리

🔎 **중완**中脘

흉골의 하단과 배꼽의 정중앙에 있습니다. 오장 중 비脾가 약해서 위의 상태가 나쁠 때 개선시키는 혈자리입니다.

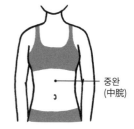

중완
(中脘)

🔎 **족삼리**足三里

무릎 외측의 슬개골에서 아래로 3횡지(손가락 너비 기준으로 3배 거리) 내려간 위치에 움푹 패인 부분. 정강이의 외측. 발을 딛고 서서 찾으면 찾기 쉽습니다. 발의 피곤, 설사, 변비, 전신의 피로를 치료합니다.

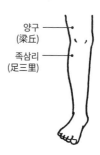

양구
(梁丘)

족삼리
(足三里)

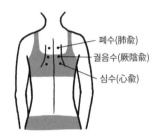

양구梁丘

'양梁'은 중요함, '구丘'는 솟아오른 곳을 의미합니다. 솟아오른 곳으로, 중요한 혈자리라는 의미입니다. 무릎의 슬개골 외측 상단에서부터 위로 2횡지(손가락 너비 기준으로 2배 거리) 올라간 위치에 있습니다.

폐수肺兪 · 궐음수厥陰兪 · 심수心兪

좌우의 견갑골의 사이에 등의 중앙선부터 2횡지 외측에 있습니다. 위에서부터 순서대로 3개의 혈자리가 나란히 있습니다. 감기에 걸렸을 때나, 기허気虛로 늘상 감기에 걸리는 분은 이 혈자리의 근처를 손난로(혹은 핫팩)로 따뜻하게 해주면 효과적입니다.

폐수(肺兪)
궐음수(厥陰兪)
심수(心兪)

기気의 순환이
나쁜 '기체気滞'

🍎 기의 순환은 스트레스의 영향으로 나빠지기 쉽고, **기気의 순환이
나빠진 상태를 '기체気滞'라고 합니다.** 기체는 닫힌 방에 불을 피워서
고인 공기가 방에 가득하고 있는 것과 비슷한 상태입니다. 기의 순환이
나빠지면 혈血과 수水도 순환하지 않게 되어 기체한 때에는 혈의 순환이
나쁜 어혈瘀血 및 수의 순환이 나쁜 수체水滞의 증상도 생깁니다. 그렇기
때문에 스트레스가 생기면 마음의 증상뿐 아니라 몸의 증상도 여러 가
지 생기는 것입니다.

갱년기 세대는 자녀의 독립, 부부 관계의 변화, 부모님의 간호, 질병 등
스트레스가 많은 세대이기 때문에, 기체気滞가 생기기 쉽게 됩니다.

강한 스트레스로 기氣의 순환이 더욱 더 나빠지면, 오장 중 간肝에도 영향이 있어서 간의 기능이 나빠지기도 하고, 점점 더 기체氣滯도 심해집니다. 이것을 '간기울결肝氣鬱結'이라고 합니다.

간肝에는 기혈을 몸의 구석구석까지 순환시켜 몸의 여러 기능을 원활하게 하기도 하고, 기분을 평온하게 하기도 하고, 정서를 안정시키고, 판단력, 실행력, 사고력을 고양高揚하는 기능이 있습니다.

갱년기 세대는 원래 간의 기능이 쇠하기 때문에, 정서 불안정으로 마음 및 몸의 편안함이 없어집니다. **같은 스트레스를 받아도, 젊을 때에는 아무렇지 않았던 것이 갱년기가 되면 괴롭게 느껴지는 것은 간의 기능이 쇠하는 것과 관련이 있습니다.**

갱년기의 기체氣滯에 사용되는 주요 한약

기체氣滯의 경우에는 순환하지 않는 기氣를 순환시킬 필요가 있습니다. 이것을 '이기理氣'라고 말하며, 기체에는 '이기제理氣劑'의 한약을 사용합니다.

갱년기 세대의 기체氣滯는 증상의 강도보다도 다음의 세 유형으로 나누어 생각합니다.

① 기분이 좋지 않은 우울 유형

② 안절부절 경직된 긴장 유형

③ 히스테릭한 폭발 유형

이 세 가지 유형별로 잘 쓰는 한약을 소개합니다.

① 기분이 좋지 않은 우울 유형

기체気滯의 일반적인 증상이 있는 것이 이 유형이며, 갱년기 세대는 작은 스트레스라도 기체의 증상이 나타나기 쉬워집니다. 이하와 같은 증상에 해당한다면 이 유형입니다.

□ 흉부 및 배가 막히는 기분이 든다.

□ 기분이 좋지 않다.

□ 인후부가 막혀서 가슴이 답답하다.

□ 트림이 잘 나온다.

□ 몸의 여기저기가 아프다.

□ 가슴이 답답해서 숨이 막힌다.

□ 메슥메슥하다.

이 유형에는 이기제理気剤인 향소산香蘇散.여신산女神散.반하후박탕半夏厚朴湯 등이 잘 사용됩니다.

이 중에 반하후박탕半夏厚朴湯을 사용해 이 유형의 기체気滯가 개선된 증례를 이야기해봅시다.

【증상】인후부가 막히고 가슴이 답답한 49세 여성
【사용 한약】반하후박탕半夏厚朴湯

이 49세의 독신 여성은 계속 부모님과 함께 살고, 일을 열심히 해오고 있었습니다. 요리 및 세탁은 부모님에게 맡겼습니다. 건강한 부모님도 정신 차려보니 80세가 되고, 10년 후의 일을 생각하면 가슴이 답답해지고 인후부가 막힌 것 같은 증상이 생겼습니다. 목에는 매실 씨가 있는 것 같이, 삼킬 수도 없고 토해낼 수도 없는 매우 꺼림칙한 기분이라고 합니다. 이비인후과에서 진찰받아 보았지만, 딱히 이상이 없었습니다. 부모님께 어떤 일이 생기면 혼자서 어떻게 할까 생각하기 시작하니 점점 더 인후가 막혔습니다.

이 여성에게는 반하후박탕半夏厚朴湯을 처방했습니다. 들어가 있는 모든 생약이 기気의 순환을 좋게 하는 기능이 있어, 가벼운 항우울 효과와, 메스꺼움을 멈추는 효과가 있는 한약입니다. 이 여성처럼, 목이 막혀서 위화감이 있고 헛기침을 해도 나아지지 않고, 이비인후과적으로도 이상이 없는 듯한 경우에 반하후박탕이 효과적입니다. 이 여성은 생각을 너무 많이 해서 가슴이 답답해지기도 하고 인후부의 막힌 듯한 느낌이 들며, 두근거림이 있을 때 반하후박탕을 복용하도록 했더니 즐겁게 지낼 수 있게 되었습니다. 이처럼 반하후박탕은 갱년기 세대의 기체 気滯에 대단히 좋은 효과를 내는 한약입니다. 졸리지 않아서 낮시간에도 복용하기 좋습니다.

나이 들어가고 있는 부모님을 보는 것은 매우 괴로운 일이지만, 이것은 모두가 가야할 길. 그 무렵 자신도 나이 들어 갑니다. 처음 겪는 일들이지만 당당하게 걸어나갑시다!

② 안절부절 경직된 긴장 유형

강한 스트레스에 의해 간肝의 기능이 실조되어, 가장 강한 기체気滯의 증상이 나타나는 '간기울결肝気鬱結' 유형입니다. 일반적인 기체의 증상에 더해 이하와 같은 증상이 나타나는 사람은 이 유형입니다.

□ 우울해서 한숨만 쉬고 있다.

□ 작은 일로도 신경 쓰여 끙끙 앓는다.

□ 짜증나서 곧 화가 난다.

□ 입이 쓰다.

□ 가슴 및 옆구리가 당기고 괴롭다.

□ 설사 및 변비 등 배변이 일정치 않다.

□ 월경이 불규칙하다.

이 유형에는 간기울결肝気鬱結을 개선하는 사역산四逆散.억간산抑肝散.시호계지탕柴胡桂枝湯.가미소요산加味逍遙散 등을 잘 사용합니다.

이 중에 사역산四逆散으로 이 유형의 기체気滯가 개선된 증례를 이야기해봅시다.

【증상】 긴장, 두근거림, 가슴이 괴로운 50세 여성
【사용 한약】 사역산四逆散

열심히 일하고 승진해 온 이 50세 여성은 회의 및 상담 등 사람 앞에 나서는 경우가 많아졌습니다. 전부터 숙련되지는 않았지만, 사람들 앞에서 말을 하려고 하면 긴장되어 목소리가 떨리고, 두근거려서 넘어질 것 같았습니다. 긴장하고 있는 것을 상대가 알게 되지 않을까 생각하면 더욱 가슴이 답답해졌습니다. 회의 날은 전날부터 잠을 잘 수 없었습니다.

이 여성에게는 사역산四逆散을 처방하였습니다. 간肝의 기능이 나쁘고 기분이 느긋하게 되지 않고 긴장이 심하고 딱딱하게 경직되는 간기울결肝気鬱結의 상태입니다. 사역산四逆散은 굳어버린 어깨 및 머리, 악문 치아 및 턱, 꽉 쥔 주먹 등 긴장하는 근육을 느슨하게 해주고 마음을 느슨하게 해주는 기능이 있는 한약입니다. 사역산에 포함된 생약인 시호柴胡에는 간의 기를 순환시키는 기능을 개선하고, 딱딱하게 굳은 기를 완화시키는 기능이 있습니다. 이 여성은 복용한 지 2주 정도에 증상이 좋아졌습니다. 회의할 때에는 "조금 긴장됩니다."라고 말하며, 물을 마시거나 심호흡을 해서 기분을 가라앉혀보세요. 다른 모든 사람들도 긴장하고 있습니다.

③ 히스테릭한 폭발 유형

간기울결肝気鬱結의 증상이 길게 이어지고 욱하는 증상이 나타나는 것이 이 유형이며, 아래와 같은 증상이 있다면 이 유형입니다.

☐ 불안 및 초조감이 심해진다.
☐ 얼굴이 멍해지고 눈이 충혈된다.
☐ 짜증나서 히스테릭하게 터진다.
☐ 두통 및 현기증이 나타난다.
☐ 손발이 떨린다.

이 유형에는 머리를 식혀주는 생약이 들어간 여신산女神散.가미소요산加味逍遙散.대시호탕大柴胡湯.조등산釣藤散 등이 잘 사용됩니다.

이 중에 대시호탕大柴胡湯을 사용해 이 유형의 기체気滞를 개선시킨 증례를 소개합니다.

【증상】남편에게 욱하고, 다툼이 끊이지 않는 52세 여성
【사용 한약】대시호탕大柴胡湯

결혼 30년차 52세 여성의 증례입니다. 이 여성의 남편은 일체 집안일을 하지 않았습니다.

응석부리는 자신이 잘못된 것이다, 남편이 하는 것보다 내가 하는 것이 빠르다 등으로 생각하여, 참고 견디며, 직장일도 가정일도 해왔습니다. 그렇지만 스스로가 감기에 걸려 잠들었을 때 남편의 한마디 "내가 밥을?"에 터져버렸습니다. 그 때부터 남편의 얼굴을 보면 화가 나고 욱해서 사소한 일로도 말다툼이 끊이지 않게 되었습니다. 남편에게 짜증내기 시작하게 되면서는 변비가 잦아졌습니다.

이 여성에게는 대시호탕大柴胡湯을 처방하였습니다. 대시호탕은 사역산四逆散에 기를 순환시키는 생약과 머리를 식히는 생약, 배변을 촉진하는 생약이 들어가 있습니다. 강한 스트레스가 길게 계속되고 짜증이 심해지고, 흥분해서 욱하는 증상이 생겼을 때에 사용합니다. 이 여성은 2주 정도 복용했을 때 남편에게 히스테릭하게 되어 있던 기분이 온화해졌습니다.

남편에게도 요리의 즐거움을 알려줍시다. 시간이 걸려도 부엌이 더러워져도 남편에게 부엌을 맡겨봅시다. 남편이 만들어준 요리는 엉망이

더라도 분명 매우 맛있을 거예요. 남편을 많이 칭찬해주세요!

한약은 스트레스에 빠른 효과가 있다.

이렇게 한약은 흐트러진 마음과 몸의 밸런스를 치료하는 것에 매우 강점이 있습니다. (보통 사람들이 생각하는) 오래 복용하지 않으면 효과가 없는 이미지가 아닙니다. 스트레스 한약의 효과는 의외로 빠르고, 2–3주간 복용으로 효과가 있습니다.

스트레스 증상에 대응하는 한약의 효과는 부드럽고 포근한 느낌이고 기분 좋은 것입니다. 스스로를 둘러싼 환경이 바뀌지 않아도 그것을 있는 그대로 받아들이고, 흘려 넘기고 받아들여서 견고한 마음의 상태가 되어 살아갑시다.

한약은 그다지 졸리지도 않고 판단력이 떨어지지도 않기 때문에 직업이 있어도 복용하기 쉬운 이점도 있습니다.

다만 한약이 모든 정신 증상에 효과가 있다는 뜻은 아닙니다. 중증의 경우 및 조현병[12)으로 망상 및 환각이 심한 때, 우울증으로 자살 사고 및 시도가 예상되는 것 같은 경우에는 서양의 향정신성의약품 및 항우울제를 먼저 사용해야 합니다.

갱년기 세대의 기체気滞 예방 양생법

기체気滞를 예방하는 양생법에는 식양생(食養生, 식사 양생) 및 호흡을 가지런히 하는 조식법調息法이 있습니다. 먼저, 기체의 개선에 효과적인 것은 기의 순환을 개선하는 식양생입니다. 매일의 식사에 이하와 같은 식재료를 넣어봅시다.

차조기, 대파, 생강, 계피, 대추, 검은콩, 락교, 샐러리, 연근, 무, 쑥갓, 부추, 귤 등의 감귤류 등입니다. 평소부터 잘 먹어 두면 작은 스트레스는 기체気滞의 증상이 되지 않을 수 있습니다.

기체(気滞)의 개선을 위한 이기(理気) 레시피

소고기 귤 조림
깍둑썰기한 소고기 250 g에 귤 껍질과 생강을 넣고, 적당량의 물과 간장, 설탕, 술을 넣고 졸입니다. 귤의 껍질은 진피陳皮라고 하는 생약으로 기気의 순환을 개선하는 기능이 있습니다.

시금치 검은깨 무침
삶은 시금치를 볶아서 절구에 찧은 검은깨, 설탕, 간장, 육수[13]에 무칩니다.

갱년기 세대를 위한 호흡법 및 자율신경 훈련법

기체氣滯의 개선에는 호흡법 및 자율신경 훈련법을 적용하는 것도 좋은 방법입니다. 아래와 같은 방법으로 실천해봅시다.

🔎 혼자서도 가능한 조식법調息法[14)]

기상 및 취침할 때 누워서 간단하게 할 수 있는 기氣 순환을 개선할 수 있는 조식법調息法입니다.

바로 누워서 발을 뻗고 눈은 감고 손은 가볍게 쥡니다. 양발은 15 cm 정도 벌리고, 손과 몸의 간격도 15 cm 정도 벌립니다.

이 상태에서 천천히 코부터 숨을 들이마시고 숨이 배꼽까지 들어가도록 의식합니다. 다음에는 코부터 천천히 조금씩 숨을 내뱉습니다. 내뱉는 숨에 배 안의 오래된 더러운 공기를 뱉고, 마시는 숨에 자연의 새롭고 청정한 공기를 마시는 것을 이미지화합시다. 이렇게 하면 기氣의 순환이 좋아지고 심신이 안정됩니다. 호흡은 몸의 기를 출입시키는 동작이기 때문에 거칠어서는 안 됩니다.

🔎 자율신경 훈련법

밤에 침대에 누웠을 때 하기 좋은 것이 자율신경 훈련법입니다.

바로 누워서 손은 몸의 옆에 자연스럽게 늘어뜨려 놓고, 발은 가볍게 벌립니다. 느긋하게 마음을 먹고 호흡은 천천히 깊게 코부터 들이마시고 코부터 내쉽니다. 기분이 차분해지면 눈을 감고 '나의 마음은 차분해지고 있다'고 수차례 반복해서 마음 속으로 소리내어 읽어봅시다. 다음에는 오른손에 의식을 모아서 '오른손이 엄청 묵직하다'고 마음 속으로 소리내어 읽어봅시다. 오른손이 무겁게 느껴질 수 있도록 됐다면, 왼손 → 오른발 → 왼발의 순으로 동일하게 반복해보고, 중력을 느껴봅시다.

끝났다면 이번에는 온도를 느껴봅시다. '오른손이 따뜻하다'고 마음 속으로 수차례 소리내어 읽어봅니다. 따뜻하게 느낄 수 있도록 됐다면, 다시 이 과정을 왼손 → 오른발 → 왼발의 순으로 같은 방법으로 시행합니다. 이렇게 전신이 따뜻해집니다. 그대로 졸려질 때에는 해제동작을 하지 않고 그대로 잠들어도 OK!

잠들지 않을 때에는 해제 동작을 합니다. 해제 동작은 먼저 양손을 3회, 천천히 쥐었다 폈다 합니다. 다음으로는 팔을 구부려서 주먹을 불끈 쥐는 힘을 줍니다. 다음으로는 힘을 빼면서 양팔을 늘어뜨립니다. 마지막으로 양손을 마음껏 머리 위에 늘어뜨리고, 발끝까지 힘을 넣어서 전신을 뻗으면서 눈을 뜹니다. 이것으로 종료입니다.

이것은 가장 간단한 자율신경 훈련법입니다. 묵직함(무거움) 및 온화함을 느끼는 것까지 수일이 걸립니다. 자연스럽게 감각에 익숙해질 수 있도록 끈기 있게 지속해봅시다. 익숙해지면 직장 및 집에서 짬을 내서 의자에 앉은 상태로도 할 수 있게 됩니다. 불과 몇 분으로 기氣의 순환이 좋아지고, 마음이 안정될 수 있고, 피곤이 줄어듭니다.

기체気滞의 개선을 위한
혈자리 마사지와 뜸

기체気滞에는 뜸과 혈자리 마사지도 효과적입니다. 기체気滞에 권장하는 것은 아래와 같은 혈자리입니다. 뜸과 혈자리 마사지를 해봅시다.

기체気滞에 효과적인 기분을 안정시켜주는 혈자리

🔎 노궁勞宮

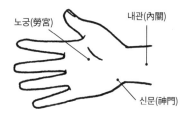

노궁(勞宮)　　　　내관(內關)

신문(神門)

손바닥의 중앙 부분입니다. '노勞'는 피곤하다, '궁宮'은 머물다라는 의미입니다. 피로가 머무는 곳에 있다는 것입니다. 전신이 피곤한 것 같을 때, 정신적으로 긴장될 때에 손으로 비비는 것만으로도 릴랙스할 수 있습니다.

🔎 내관內關

손목의 내측(손바닥측), 횡주름으로부터 3횡지 정도의 곳. '내內'는 내측, '관關'은 빗장, 중요라는 의미가 있습니다. 팔의 내측 전면에 있는 중요한 혈자리로, 두근거림이 있을 때에 좋은 혈자리입니다.

◔ 신문神門

손의 새끼손가락 측의 움푹 들어간 곳입니다. '신神'은 오장 중 '심心'에 소속되며, '문門'은 출입구라는 의미로, 오장의 심心에 순환하는 기氣가 출입하는 장소라고 합니다. 신경쇠약 및 정서 불안정, 스트레스가 원인이 되는 위장 증상 등에 좋은 혈자리입니다.

◔ 단중檀中

좌우의 유두를 연결한 선의 중앙점입니다. '단檀'은 심장, '중中'은 중앙이라는 의미가 있어, 심장의 근처에 있는 중요한 혈자리라는 뜻입니다.

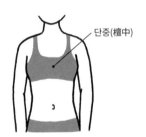

단중(檀中)

신경쇠약, 정서불안정, 긴장한 경우 등에 좋은 혈자리입니다. 엄지를 단중에 두고 천천히 숨을 내쉬면서 몇 초 동안 압박합니다. 강도는 가볍게 압박감을 느낄 정도입니다. 누르는 힘을 느슨하게 하면서 숨을 들이쉽니다. 이렇게 수회 반복합니다.

8) 역자 – 한약을 비롯한 본서에 등장하는 모든 요법은 한의사와 상담 후에 의료기관 내에서 진행하시는 것을 강력히 권고합니다.

9) 역자 – 양생: 몸을 튼튼하게 하고 병이 생기지 않게 해서 오래 살기 위하여 음식, 운동, 정서, 성생활 등 생활 준칙을 규칙적으로 하는 방법을 의미하는 용어입니다(출처: 한의학 대사전, 정담 출판사, 2010).

10) 역자 – 차즈기라고도 합니다. 들깨와 닮았는데 전체에서 자줏빛이 돌고 향이 짙습니다. 깻잎과 유사한 대용으로 먹을 수 있습니다(나물 할 때: 잎-봄~여름, 열매-가을 / 나물 하는 방법: 잎-부드러운 잎을 뜯는다, 열매-익기 전에 꽃차례를 뜯는다 / 추천 음식 : 잎-쌈, 비빔밥, 장아찌, 튀김, 부각, 열매-장아찌, 튀김).

11) 역자 – 원문의 내용은 일본에만 해당합니다. 뜸치료는 한국에서는 국가에서 관리하는 의료행위에 해당하므로 의료기관에서 의료인에 의해 행해져야 합니다. 의료기관 아닌 곳에서 행해지거나 의료인이 아닌 사람에 의해 행해지는 의료행위는 의료법에 의거 처벌받을 수 있습니다.

12) 역자 – 사고, 감정, 지각, 행동 등 인격의 여러 측면에 걸쳐 광범위한 임상적 이상 증상을 일으키는 정신 질환(출처: 네이버 지식백과)으로, 병식이 없다는 점에서 주요 우울 장애 및 범불안 장애가 포함되는 개념인 신경증 질환군과는 다릅니다.

13) 역자 – 다시마, 가다랑어포, 멸치 등을 우려낸 국물

14) 역자 – 조식법의 조(調)는 조절의 조, 식(息)은 숨쉬는 것을 의미하는 한자입니다. 호흡을 조절하여 몸과 마음의 밸런스, 자율신경에 대한 바이오피드백을 도모하는 것을 의미합니다.

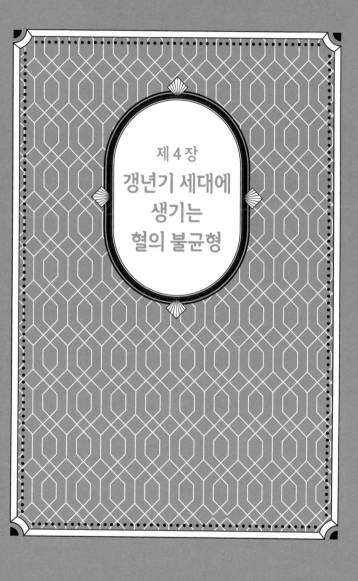

제 4 장
갱년기 세대에
생기는
혈의 불균형

여자의 일생은
'혈血의 길'에 있다

🍎 에도 시대의 서적에 "산후의 부인은 기혈을 보충하지 않으면 안 된다. 그렇게 하지 않으면 산후 혈의 길에 일생 동안 질병이 잦아진다."라고 써져 있습니다. 그 후 산전, 산후 및 갱년기의 안 좋은 상태 등의 여성호르몬 변동과 더불어 발생하는 인체 부조화 전반을 '혈血의 길'이라고 말하게 되었습니다. 그다지 과학적인 표현은 아니지만, 여성의 여러 가지 안 좋은 상태를 생각할 때 신기하게도 납득할 수 있는 말입니다.

혈血의 길의 '혈'은 기혈수氣血水의 혈인 것입니다.

여성은 10대에 초경을 맞이하면서부터 폐경까지 40년 가까이 정기적으로 월경이 있어 출혈이 있습니다. 월경 곤란증 및 월경전 긴장증(생리전증후군) 등 월경에 관련된 안 좋은 증상의 원인에는 혈血이 관계되어 있습니다. 임신하면 기혈수氣血水를 총동원하여 태아를 길러, 출산에서도 대량의 출혈이 생깁니다. 산후는 모유를 주어 자녀를 양육합니다. 모유는 '혈이 변화한 것'입니다.

이렇게 **여성의 일생은 혈血과 매우 관련이 깊고 여성의 안 좋은 상태는 '혈'의 이상이라고 이야기합니다.** 그렇기 때문에 '혈의 길'이라고 하는 한의학적 해석이 딱 들어맞는 것입니다.

갱년기는 간肝이 약해져서 '혈허血虛, 어혈瘀血'이 생기기 쉽다.

기혈수의 혈血에는 전신을 적시는 영양물질을 움직이는 기능이 있습니다. 오장 중 '심心'과 '비脾'가 공동으로 혈을 만들어냅니다.

만들어진 혈은 오장의 '간肝'에 모여서, 필요한 곳에 대응하여 전신에 공급됩니다. 이 혈을 펌프처럼 밀어내고 운반하는 것이 '심心'입니다. 이렇게 혈의 생성과 운반에는 오장 중 '심心', '비脾', 간肝'의 공동 작업이 필요합니다.

간肝은 전신의 혈액량을 조절하고, 월경을 조절하고, 기혈의 순환을 원활하게 하는 기능이 있습니다. 간에 모인 혈은 눈 및 근육, 건, 손톱 및 자궁에 보내져, 해당 부위의 영양을 공급하고 적셔줍니다. 충분한 양의 혈이 부드럽게 순환하고 자궁에 보내져 규칙적인 월경이 발생합니다.

갱년기 세대에 **혈血의 저장고인 간肝의 기능이 나빠져 있어, 혈이 충분하지 않게 됩니다. 이 상태를 '혈허血虛'라고 합니다.**

또한, 혈이 충분하지 않으면 구석구석까지 순환하지 않게 됩니다. **이러한 혈이 정체되는 상태를 '어혈瘀血'이라고 합니다.** 갱년기 세대는 '혈허血虛' 및 '어혈'이 반드시 발생합니다.

또 갱년기에 간의 기능이 나빠지면 어혈瘀血과 더불어 기가 정체되는 기체氣滯도 발생합니다. 그 때문에 짜증나기도, 걸핏하면 화를 내게 되거나 우울이 되거나, 불면이 되거나 합니다.

기氣는 혈血과 수水를 잡아당겨서 전신을 순환하고 있기 때문에 기의 순환이 나쁘면 어혈瘀血이 더욱더 악화됩니다. 이 때문에 어혈瘀血, 기체氣滯, 혈허血虛는 동시에 발생하는 경우가 많습니다. '혈허', '어혈'에 관해서 각각 상세히 확인해 봅시다.

02

혈血의 양이 충분하지 않은
'혈허血虛'

🍎 혈의 양이 충분하지 않은 혈허血虛는 넓은 의미로는 영양 부족의 상태라고 말할 수 있습니다. 한의학에서는 배에 있는 질그릇이 불로 덥혀져, 불의 조절도 알맞게 되고 그릇의 내용물은 딱 알맞은 상태로 끓어오르고 자연히 증기가 잘 나오고 있는 상태를 건강한 상태라고 생각합니다.

이것에 반해, **혈허血虛**는 질그릇의 내용물이 적어져 그릇에 물이 없는 것을 잊은 채 불이 붙어 있는 상태입니다. 그렇기 때문에 몸이 열을 품고, 화끈해지기도 하고 울컥하기 쉬워지는 것입니다.

혈血이 충분하지 않다고 한다면 '빈혈貧血'을 이미지화할지도 모릅니다. 확실히 서양의학적인 빈혈은 혈허의 상태로 말할 수 있습니다. 하지만, 혈허의 증상이 보이는데 검사를 해도 빈혈이 아닌 경우도 충분히 있습니다. 요약하면, 혈허 = 빈혈은 아닙니다. 검사를 해서 수치적으로는 빈혈이 아니어도 증상이 있을 때 및 철분제 등으로 치료하는 경우가 있는데, 수치적으로 빈혈은 호전되었지만, 증상이 잘 나아지지 않는 경우는 혈허의 증상이라고 생각합니다.

갱년기의 혈허血虛에 사용되는 주요 한약

한방 치료에서는 충분하지 않은 것을 보충하는 것이 철칙입니다. 그렇기 때문에 혈血이 충분하지 않은 혈허의 개선에는 혈을 보충하는 효과가 있는 '보혈제補血劑' 한약을 사용하는 것이 기본입니다.

갱년기의 혈허는 증상에 관해 다음의 세 유형으로 나누어 생각합니다.

① 피부가 거칠거칠하고 머리가 멍한 유형
② 끙끙 불안한 유형
③ 상기돼서 달아오르는 유형

이 세 가지 유형별로 일반적으로 사용되는 주요 한약을 소개합니다.

① 피부가 거칠거칠하고 머리가 멍한 유형

아래처럼 혈허血虛의 일반적인 증상이 나타나는 것이 이 유형입니다. 혈血이 충분하지 않아 모발 및 피부에 영향을 주는 것이 이 유형의 특징입니다.

☐ 안색이 나쁘다.

☐ 피부에 탄력이 없고 거칠어져 있다.

☐ 빠진 털이 늘어나고 모발이 푸석푸석하다.

☐ 손톱이 약하다.

☐ 휘청휘청하고 머리가 멍하다.

☐ 머리가 아프다.

☐ 두근거리고 현기증 혹은 일어날 때 어지러운 경우가 있다.

이 유형에는 혈을 보충하는 보혈제補血劑 전반이 적응증입니다.

주된 처방으로 사물탕四物湯, 궁귀교애탕芎歸膠艾湯, 궁귀조혈음芎歸調血飲, 온경탕溫經湯, 온청음溫淸飲, 당귀작약산當歸芍藥散, 가미소요산加味逍遙散, 여신산女神散, 십전대보탕十全大補湯 등이 있습니다.

이 중에 온경탕溫經湯을 사용해 이 유형의 혈허血虛가 개선된 증례를 소개합니다.

【증상】피부가 거칠거칠하고, 머리가 멍하니 피곤이 가시지 않는 51세 여성

【사용 한약】온경탕溫經湯

월경이 반년 전부터 없는 51세 여성의 증례입니다. 그 무렵부터 피부에 윤기가 사라지고 화장이 잘 받지 않아졌습니다. 손과 발뒤꿈치도 거칠거칠해서 스타킹 올이 잘 나갔고 발도 차가워졌습니다. 집중력이 없어져서 머리에 안개가 낀 것 같았습니다. 직장에서 효율이 떨어지고, 근무시간 내에 정리가 안 돼서 야근이 증가했습니다. 피곤도 가시지 않았습니다.

이 사례는 전형적인 혈허血虛의 증상이었기 때문에, 혈을 보충하는 온경탕溫經湯을 처방하였습니다. 온경탕溫經湯은 보혈補血하는 생약 및 몸을 따뜻하게 하는 생약, 혈血의 순환을 개선하는 생약, 몸을 윤택하게 하는 생약이 들어 있습니다. 윤택하게 하는 생약인 아교阿膠는 당나귀의 털을 제거한 가죽을 삶아서 만든 것으로, 천연의 젤라틴입니다. 당나라 시대에 양귀비는 이 아교를 마셔서 고운 피부를 유지했다고 전해집니다. 또 청나라 시대에 서태후는 아교를 마셔서 남자 아이를 가졌다고 전해지고 있습니다. 이처럼 아교는 옛날에 귀족 및 상류층 여자들의 미용 및 건강을 위해서 사용되었다고 합니다.

이 여성은 온경탕을 복용하기 시작한 지 2주만에 피부가 윤기가 나기 시작해 1개월 정도 복용하고는 멍했던 머리가 맑아졌습니다. 이처럼 온경탕은 갱년기 연령 여성의 강한 도구가 될 수 있습니다.

② 끙끙 불안한 유형

오장의 '심心' 및 '간肝'에 영양이 도달하지 않고, 평온한 마음의 밸런스가 흐트러진 상태가 이 유형입니다. 이 유형의 경우, 일반적인 혈허의 증상 이외에 이러한 증상들이 나타납니다.

☐ 숙면이 불가능하고, 꿈을 잘 꾼다.

☐ 불안하고 부정적인 생각이 되기 쉽다.

☐ 조그마한 일로 잘 놀란다.

☐ 잘 까먹는다.

☐ 흥분한다.

☐ 눈이 흐릿하고 피곤하거나 건조해진다.

☐ 손발이 잘 저리다.

☐ 발에 쥐가 난다.

☐ 두근거림 및 현기증 및 기립성 현훈이 있다.

이 유형의 분에게는 혈을 보충하는 '보혈補血'의 기능이 있는 생약과 정신을 안정시키는 효과가 있는 생약이 들어간 한약이 적응증이 됩니다.

주된 것으로 인삼양영탕人蔘養營湯.귀비탕歸脾湯.가미귀비탕加味歸脾湯.감맥대조탕甘麥大棗湯.산조인탕酸棗仁湯 등이 있습니다.

이 중에 인삼양영탕人蔘養營湯, 감맥대조탕甘麥大棗湯을 사용해 이 유형의 혈허血虛가 개선된 증례를 소개합니다.

【증상】피곤한데도 잘 수 없고, 작은 일로도 걱정되는 55세 여성
【사용 한약】인삼양영탕人蔘養營湯

어머니에게 인지증15)의 증상이 나타나기 시작한 55세의 여성의 증례입니다. 주말은 친정으로 식사를 해서 나르고, 얼굴을 뵈러 갑니다. 직장에서 틈틈이 케어 매니저16)와 연락을 하기도 하고, 주치의에게 상태를 들으러 가기도 하는 동안에 피곤이 쌓여 갔습니다. 피곤하지만 졸리지 않아서 숙면감도 없습니다. 사소한 것이 신경이 쓰여 일어나지도 않은 일을 끙끙대며 걱정하게 되었습니다.

이 분은 인삼양영탕을 처방하였습니다. 인삼양영탕은 혈血을 보충하는 보혈제의 사물탕四物湯과 기氣를 보충하는 보기제인 사군자탕四君子湯이 합쳐진 한약으로, 불안을 없애고, 기분을 부드럽게 만들어주는 생약이 들어가 있습니다.

갱년기 세대는 부모님의 질병 및 간호를 피해서 지나갈 수가 없습니다. 마음도 몸도 소모되기만 하는 것입니다. 기氣와 혈血을 보충하는 한약으로 흐트러진 밸런스를 되돌려 놓고, 몸의 궤도수정을 할 필요가 있습니다. 이 분은 인삼양영탕人蔘養榮湯을 복용한 지 3주가 되자 불안 및 피곤이 좋아져서 기력과 체력이 향상되었습니다.

"내일 가능한 일은 오늘하지 않는다. 생각해도 해결되지 않는 일을 지금은 생각하지 않는다. 부모님의 간호에 대한 고민은 갱년기 세대 모두다 그렇다. 지금까지 의지해온 부모님께 지금부터 우리들이 의지가 될 차례다. 너무 열심히 노력하지 말고, 의지할 수 있는 사람의 손을 자꾸 자꾸 빌리자."라고 이 나이대의 여성분들에게 말하고 싶습니다.

【증상】 피곤한데도 잠이 안 오고, 자도 얕게 자는 52세 여성
【사용 한약】 산조인탕酸棗仁湯

피곤한데 잠이 안 온다고 하는 52세 여성. 잠깐 잠들어도 2시간 정도이고, 눈이 떠집니다. 그 후에는 잠이 안 오고, 겨우 어렴풋이 잤나 싶으면 아침에 일어날 시간이 됩니다. 남편에게는 '잘 자고 있었던 것 아니냐'는 소리를 듣지만 스스로는 잔 것 같지 않습니다. 주치의에게 처방받은 수면제를 복용해도 역시 밤에 눈이 떠집니다. 옆에서 코를 골며 자는 남편이 미워집니다. '자기만 하면 피곤도 없어질텐데......' 이런 심정입니다.

이 분은 산조인탕酸棗仁湯을 처방했습니다. 산조인탕에는 혈을 보충하는 생약과 기분을 안정시키는 생약, 진정 작용이 있는 생약이 들어가 있습니다. 잠이 얕다, 눈이 잘 떠진다, 꿈을 잘 꾼다 등의 증상에 잘 듣습니다. 이 여성에게는 취침 전에 1포, 밤 중에 눈이 떠졌을 때 1포를 복용하게 하였습니다. 복용한 뒤 곧 수면제는 필요 없게 되고 잠드는 것도 좋아졌으며, 숙면감도 생겼습니다. 그 다음 날도 약의 효과가 지속되어 졸림 및 나른함 없이 기분 좋게 복용하고 있습니다.

나이와 더불어 수면의 질은 떨어지기만 합니다. 자고 있지 않은 것 같지만, 뜻밖에도 몸은 쉬고 있어서 다음날에는 또 곧잘 활동합니다. 괜찮습니다. 잠 못 이루는 밤도 있고, 잘 자는 밤도 있는 것입니다.

③ 상기돼서 달아오르는 유형

이 유형은 일반적인 혈허의 증상 이외에 잘 흥분하게 되는 증상이 나타납니다. 아래의 증상이 있다면 이 유형에 해당합니다.

☐ 손바닥 및 발바닥이 달아오른다.

☐ 잠잘 때 땀이 난다.

☐ 이명이 있다.

☐ 눈이 침침하다.

☐ 허리 및 무릎이 나른하다.

갱년기 세대에 나타나기 쉬운 혈허는 몸이 불을 때고 있는 빈 그릇 상태가 되어, 열을 가지고 있기 쉽습니다. 이 유형의 사람에게는 혈을 보충하여, 열을 식혀주는 생약을 넣은 한약이 적응증이 됩니다.

주된 한약에는 삼물황금탕三物黃芩湯.가미소요산加味逍遙散 등이 있습니다. 이 중에 삼물황금탕을 사용해서 이 유형의 혈허가 개선된 증례를 이야기해봅시다.

【증상】발이 달아오르고 잠이 오지 않는 54세 여성
【사용 한약】삼물황금탕三物黃芩湯

밤에, 이불에 들어가면 발바닥이 화닥화닥해서 잠들 수 없다고 하는 54세 여성의 증례입니다. 너무 달아올라서 이불에서 발을 빼놓고 자고 있습니다. 갱년기에는 찬 체질이 되는 사람이 많지만 이 여성은 달아올라서 상기되는 증상 쪽이 강하고 낮에는 신경쓰이지 않지만 밤에는 발이 화끈거려서 괴롭다는 것입니다.

이 여성에게는 삼물황금탕三物黃芩湯을 처방하였습니다. 삼물황금탕에는 혈을 보충하고 자양강장하면서 몸의 열을 내리고 진정 작용이 있는 생약이 들어가 있습니다. 복용하기 시작하고 얼마되지 않아 증상이 절반으로 감소하고 편안해졌습니다. 삼물황금탕은 이처럼 차갑지 않은 갱년기 여성의 화끈거림에 잘 사용하는 한약입니다.

혈血의 순환이 나빠진
'어혈瘀血'

🍎 **어혈瘀血이라는 것은 혈血의 순환이 나쁜 상태인 것입니다. 미세순환장애라고도 표현합니다.** 혈을 위주로 한 상태, 충혈 및 혈액 점도가 높아 질척질척한 상태, 혈전, 유착, 켈로이드[17] 같은 흉터, 반흔, 혈종 등 여러 가지 상태가 어혈에 해당합니다.

갱년기 세대에는 오장 중 신腎이 약해지기 시작해서, 그 영향으로 간肝의 기능이 나빠지면 기혈이 순환하지 않게 되어, 어혈瘀血 및 기체氣滯가 됩니다.

어혈瘀血의 증상 중 가장 특징적인 것은 통증입니다. 한의학에서는 "통通하지 않으면 통痛증이 나타난다."라는 말이 있어, 혈血의 순환 및 기氣

의 순환이 나쁘면 통증이 생긴다고 생각합니다. 어혈의 통증은 혈행장애에 의한 통증으로, 찌르는 듯한, 당기는 듯한 깊은 통증이 긴 시간 지속됩니다. 집요한 어깨 결림, 두통, 요통 도 어혈의 통증의 특징입니다. 간 같은 덩어리가 나오면 편안해지는 월경통[18] 및 야간에 악화되는 요통, 타박 및 염좌의 통증도 어혈의 통증입니다.

갱년기의 어혈瘀血에 사용되는 주요 한약

한의학에서는 순환이 나쁠 때에는 순환시키는 것이 기본. 요컨대 어혈은 혈을 순환시키는 것이 철칙입니다. 어혈은 혈의 순환을 좋게하는 '구어혈제驅瘀血劑'의 한약을 사용합니다.

갱년기 세대의 어혈은 증상의 강도보다도 다음의 세 유형으로 나누어 생각합니다.

① 어깨 결림, 두통, 통증 유형
② 썰렁하게 찬 유형
③ 정서불안정 유형

이 세 유형별로, 일반적으로 사용되는 주요 한약을 소개합니다.

① 어깨 결림, 두통, 통증 유형

일반적인 어혈의 증상 외에 어깨 결림, 두통, 통증 등이 나타나는 것이 이 유형이며, 다음과 같은 증상이 나타나는 분은 이 유형에 해당합니다.

□ 어깨 결림이 심하다.
□ 머리가 무겁다.
□ 목이 잘 결린다.
□ 등이 당기는 기분이 든다.
□ 건망증이 있다.

이 유형은 혈의 순환을 개선하는 구어혈제를 사용해 변비가 없는 사람에게는 계지복령환桂枝茯苓丸, 가미소요산加味逍遙散, 장옹탕腸癰湯 등의 한약을 사용합니다. 변비가 있는 분은 도핵승기탕桃核承氣湯, 통도산通導散이 적응증이 됩니다. 이 중에 계지복령환과 통도산으로 증상을 개선시킨 증례를 소개합니다.

【증상】심한 두통 및 어깨 결림이 있는 52세 여성
【사용 한약】계지복령환桂枝茯苓丸

이 증례는 저 자신입니다. 오랜 기간 긴장형 두통과 어깨 결림으로 고생하고 있었습니다. 식칼이 꽂힌 것 같은 두통 및 손오공의 머리띠[19]

로 조여진 듯한 두통이 부단히 발생하는 것이었습니다. 아침부터 어깨 결림 및 두통이 있어서 매일 진통제를 복용하지만, 딱히 효과가 없었습니다. 제 자신의 두통도 치료하지 못해서, 진절머리가 나고 있었습니다. 어느 날 시험삼아 계지복령환桂枝茯苓丸을 복용해보니, 두통의 빈도와 정도가 급감하여 그와 동시에 손발의 냉증도 좋아졌습니다.

계지복령환桂枝茯苓丸은 혈血의 순환을 개선하는 생약과, 월경을 조절하는 생약, 수水를 조절하는 생약과 정신을 편안하게 하는 생약도 조금 들어있습니다. 계지복령환은 어혈을 개선시키는 대표적인 한약입니다. 저의 두통의 원인은 어혈이었기 때문에, 계지복령환으로 혈의 순환이 좋아지고, 두통 및 냉증도 좋아졌다고 말할 수 있습니다. 계지복령환은 갱년기의 hot flash(갱년기 여성에게 에스트로겐 감소로 인하여 안면홍조, 두근거림, 발한 등이 나타나는 것)에도 잘 사용됩니다.

어깨 결림, 두통, 통증 유형에서 변비가 있는 분은 혈의 순환을 개선하는 생약에 하제下劑[20]의 생약을 넣은 도핵승기탕桃核承氣湯 및 통도산通導散을 사용합니다.

【증상】타박에 의한 전신통이 있고 머리가 무겁고 나른한 52세 여성
【사용 한약】통도산通導散

제 자신입니다. 사다리에서 떨어져서 전신을 세게 부딪혔습니다. 전신이 아프고, 머리가 무겁고 나른해서 화장실에 앉는 것도 고통입니다. 이와 같은 타박으로 인한 통증도 어혈입니다. 그래서 그 날 통도산通導散을 2포 복용하고 잤습니다. 다음날 아침 기분 좋게 대량의 설사가 있고, 몸의 통증은 없어졌습니다. 시원한 효과에 놀랐습니다.

통도산通導散에는 혈의 순환을 개선하는 생약과 기의 순환을 개선하는 생약이 더해져, 배변을 좋게 하는 생약, 수체水滯를 개선하는 생약도 들어가 있습니다. 혈의 순환을 개선하기 위해서는 모인 변을 충분히 배설시키는 것이 좋습니다. 기는, 혈과 수를 타고 달리는 차라고 보면 되기 때문에, 혈의 순환을 개선하고 싶을 때에는 구어혈제驅瘀血劑의 생약뿐 아니라 기의 순환을 개선하는 생약을 가미하는 방법이 효과적입니다. 그런 의미를 가진 통도산은 실로 효과적이고, 원리에 맞는 구어혈제라고 할 수 있습니다. 타박상이 있는 경우는 이처럼 통도산을 바로 1회 복용하는 것만으로도, 통증이 제법 편안해집니다.

떨어지고 싶어서 떨어지는 것은 아니겠죠. 갱년기 세대부터는 낙상으로 인한 골절 빈도가 증가합니다. 발 밑을 항상 조심해야 합니다.

② 썰렁하게 찬 유형

일반적인 어혈의 증상에 더불어, 혈의 순환이 나빠져 찬 증상이 강하게 나타나는 유형입니다. 이하의 항목에 많이 해당된다면 이 유형입니다.

□ 손발이 차다.
□ 차면 배가 아프다.
□ 차면 허리가 아프다.
□ 손발이 차다는 이야기를 다른 사람한테 잘 듣는다.
□ 가벼운 동상이 자주 생긴다.

이 유형에는 혈의 순환을 개선하는 생약에 몸을 따뜻하게 하는 생약이 들어간 한약이 맞습니다.

주된 한약에는 온경탕溫經湯, 당귀작약산當歸芍藥散, 궁귀조혈음芎歸調血飮 등이 있습니다. 이 중에 궁귀조혈음으로 이 유형의 어혈이 개선된 증례를 이야기해봅시다.

【증상】고령 출산으로 산후의 부조화 상태인 46세 여성
【사용 한약】궁귀조혈음芎歸調血飮

43세에 출산한 여성의 증례입니다. 산후 몸의 찬 기운이 강해져, 요통 및 복통이 잘 발생하게 되었습니다. 정서도 불안정해지고 아이는 귀엽지만, 눈물이 멈추지 않게 되어 안달복달하거나 합니다.

이 여성에게는 궁귀조혈음芎歸調血飮을 처방했습니다. 궁귀조혈음에는 몸을 따뜻하게 하면서 혈과 기를 순환시키는 생약이 많이 들어가 있습니다. 위장이 약한 사람도 복용할 수 있도록 기를 보충하고 위장에도 부담 없는 생약도 넣었습니다.

46세는 본래는 폐경을 향해가면서 몸이 바뀌어가는 연령에 해당합니다. 다만, 이 여성의 경우는 한창 육아하는 시기이므로, 꼭 갱년기라고는 말할 수 없습니다. 이 분은 궁귀조혈음芎歸調血飮을 복용한 지 2주가 되자 몸이 따뜻한 느낌이 생기고 증상이 호전되었습니다.

산후의 여러가지 인체의 부조화 상태에 이처럼 한약을 복용하고, 흐트러진 기혈수의 밸런스를 바로잡아 두면 그 이후에 오는 갱년기의 증상이 상당히 달라질 수 있습니다.

③ 정서불안정 유형

어혈의 일반적인 증상 이외에 정서적인 증상이 나타난 유형입니다. 갱년기 세대는 기와 혈을 부드럽게 순환시키는 기능이 있는 오장인 간肝의 기능이 떨어지기 때문에, 혈의 순환이 나빠지는 어혈瘀血에 기의 순환이 나빠지는 기체氣滯가 함께 나타나는 경우가 많습니다. 다음과 같은 증상에 많이 해당된다면 이 유형입니다.

- ☐ 짜증이 난다.
- ☐ 우울해진다.
- ☐ 정서 불안정이 되기 쉽다.
- ☐ 작은 일로도 배가 아프다.
- ☐ 입이 쓰다.
- ☐ 목(인후)이 막힌 느낌이 든다.
- ☐ 밤에 잠을 이룰 수 없다.
- ☐ 이명이 생긴다.

이 유형은 혈의 순환을 좋게 하는 생약에 기의 순환도 개선하는 생약을 넣은 한약이 적응증입니다. 가미소요산加味逍遙散·통도산通導散·궁귀조혈음芎歸調血飮·여신산女神散 등이 있습니다. 이 중에 가미소요산으로 이 유형의 어혈이 개선된 증례를 소개합니다.

【증상】 자녀에게 분노가 폭발하는 48세 여성
【사용 한약】 가미소요산加味逍遙散

원래 위장이 약하고, 잘 피곤해하는 체질의 48세 여성 증례입니다. 수험생인 아들이 있지만, 성적이 부진한데도 TV만 보고 있어서 바로 짜증이 나게 됩니다. 화를 내도 효과가 없다는 걸 알지만, 아들에게 화를 내기 시작하면 스스로가 멈춰지지가 않아서 살벌하게 욕하게 되어 버립니다. 그 후에는 피곤이 배로 증가하여 축 늘어집니다.

이 여성에게는 가미소요산加味逍遙散을 처방하였습니다. 가미소요산은 혈의 순환을 개선하는 생약에 기를 보충하는 생약, 기의 순환을 개선시키는 생약, 머리를 식혀주는 생약 등 여러 가지 기능이 있는 생약이 들어가 있습니다. 이 약은 위장이 약하며 몸이 그다지 튼튼하지 않고, 정신적 피곤이 있으며 머리로 상기되는 환자분에게 쓰는 한약으로, 확실히 이 여성에게 딱 들어맞았습니다. 이 여성은 복용한 지 2주 정도에 분노가 부드러워지고 아들에게 욕하는 것이 줄었습니다.

아들에게는 아들의 주장과 방식이 있겠죠. 반항기의 아들이 순순하게 엄마가 하는 말을 들을 리가 없습니다. 내가 먼저 머리를 차갑게 하고, 아들이 어른이 되는 것을 기쁘게 지켜보면서 기다려봅시다.

혈허血虛, 어혈瘀血 양생법

한의치료에는 한약 이외에 침구鍼灸 및 약선藥膳이라는 것이 있습니다. 약선이라는 것은 생약 및 식재료를 스스로의 체질에 맞게 요리로 다루는 식양생食養生인 것입니다. 침구는 전신에 있는 혈자리를 침鍼과 구(灸, 뜸)로 자극하는 치료법입니다. 뜸은 가정에서 간단하게 가능한[21] 갱년기 세대의 여성에게는 매우 유효한 치료입니다.

폐경을 맞이하여, 노년기를 향하여 몸이 바뀌는 갱년기를 잘 이겨내기 위해서는, 식사, 생활습관, 침구 등의 양생을 적용하는 것이 효과적입니다.

갱년기의 안 좋은 상태를 개선하는 것을 포기하지 않고, 증상을 기분 탓하지 않고, 나이 탓으로 하지 않는 자세가 중요합니다.

먼저 혈허血虛 및 어혈瘀血에 좋은 식양생食養生의 방법을 알려드리겠습니다.

혈허血虛 및 어혈瘀血인 사람의 경우에 양념은 담백한 것이 좋고, 고칼로리의 기름진 음식을 많이 먹는 것은 안 됩니다. 날 것, 찬 것, 딱딱한 것은 삼가는 게 좋습니다.

음식은 배고프고 갈증나지만 않으면, 그 이상 탐해서는 안 됩니다. 과식해서 약으로 소화시키면 위장의 기능이 약에 의지하게 되어, 본래의 기능이 감소되어버립니다. 과하게 마시고 과하게 먹는 것은 안 되고, 조심스럽게 해야 합니다. 혈허 및 어혈인 환자분이 적극적으로 가까이 하면 좋은 것들이 아래와 같은 식재료입니다.

혈허(血虛)에 좋은 식재료

혈허血虛에 좋은 것은 시금치, 소송채22), 브로콜리, 부추, 토마토, 구기자, 호두, 검은깨, 목이버섯, 톳, 미역 등 짙은 색 및 검은색의 식재료입니다. 돼지고기, 오골계, 간, 가츠오(가다랑어), 굴 등도 혈을 증가하는 기능이 있습니다.

어혈(瘀血)에 좋은 식재료

어혈을 예방하기 위해서 좋은 것은 전갱이, 정어리, 꽁치 등과 같은 등푸른 생선, 목이버섯, 검은 식초, 검은콩 같은 검은 식재료, 토마토, 당근, 사프란 등의 적색 식재료, 생강, 양파, 부추, 대파, 마늘 등의 매운 식재료 등입니다.

사프란은 붓꽃과 사프란의 꽃술을 건조시킨 것입니다. 한약의 생약으로써 번홍화番紅花라고 이름 붙여져 불리고 있어서 혈의 순환을 개선하는 효과가 대단히 강합니다. 사프란은 빠에야, 사프란라이스 등으로 향신료로써 사용되고 있습니다. 사프란 한 줌에 뜨거운 물 100 mL를 부으면 좋은 향의 옅은 붉은 색 사프란 티가 됩니다. 갱년기 세대의 어혈을 개선하는 역할을 하는 허브 티입니다.

혈을 보충하는 구기자와 혈의 순환을 개선시키는 생강과 대파, 혈을 보충하고 마음을 편안하게 하는 말린 용안육龍眼肉(리치와 비슷한 과실로 중화요리 식재료 판매점 등에서 구매할 수 있습니다), 위장에 좋은 대추大棗, 그 외에 마와 닭고기를 적당량 냄비에 넣어서 물이 절반이 될 정도로 푹 끓입니다. 소금, 후추와 중화 스프로 양념합니다. 갱년기 여성을 위한 약선 스프 완성입니다. 이건 제가 집에서 즐겨 만드는 스프이기도 합니다. 스프 이외에 조림 및 죽을 해서 먹어도 OK입니다.

대두大豆는 갱년기 세대의 여성에게 딱이다

낫또, 두부, 된장 등의 대두제품은 혈을 보충하고, 오장의 기능을 보조하는 효과가 있습니다. 또, 대두에는 대두 이소플라본isoflavone23)이 함유되어 있습니다. 이소플라본이 장내세균의 작용으로 분해되면, 에쿠올equol이 됩니다. 에쿠올은 에스트로겐과 유사한 작용을 하며 여성의 원기와 아름다움에 기여합니다. 최근에는 대두 이소플라본을 에쿠올로 변환하는 기능이 있는지 체크할 수 있는 시판되는 자가 소변 검사약도 있습니다.

또, 대두제품에는 콜레스테롤cholesterol 흡수를 저해해 동맥경화를 예방하는 기능도 있습니다. 콜레스테롤은 여성호르몬의 원재료입니다. 폐경 이후 여성호르몬이 만들어지지 않게 되면, 원재료인 콜레스테롤은 남아서 넘치게 됩니다. 또, 에스트로겐에는 콜레스테롤을 내리는 기능이 있습니다. 에스트로겐이 감소하는 갱년기 세대에 콜레스테롤 수치가 상승하는 것은 이 때문입니다. 갱년기 연령의 여성은 대두 제품을 적극적으로 섭취합시다.

첨언하자면 음식의 작용 및 건강만을 의미하는 것은 아닙니다. 맛있게 먹는 것이 제일 중요합니다.

혈허血虛, 어혈瘀血에 효과적인 혈자리 마사지와 뜸

혈허 및 어혈에는 혈자리 마사지도 효과적입니다. 제3장에 쓰여 있는 혈자리 마사지 및 뜸 시술 방법을 참고하여 혈허, 어혈에 효과 있는 혈자리를 자극해봅시다.

혈허血虛, 어혈瘀血에 좋은 혈자리

⚲ **합곡合谷**

엄지와 검지 사이의 움푹한 곳에 있는 혈자리입니다. 혈의 순환을 개선하고 두통, 어깨결림, 치통 등 주로 목보다 위의 증상에 효과가 있습니다.

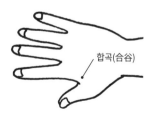

합곡(合谷)

♪ 삼음교三陰交

발 내측 복사뼈부터 3횡지 올라간 곳. 삼음교라는 것은 3개의 경락(기혈수가 통하는 길)이 교차하는 곳이라는 의미. 전신의 혈의 순환을 개선하고, 갱년기 세대의 월경불순, 여성 전반의 부조화에 좋은 혈자리입니다.

♪ 혈해血海

발을 편안하게 펴면 무릎의 슬개골 내측에 움푹한 곳이 생깁니다. 그 움푹한 곳의 바로 위입니다. 혈해라는 것은 혈이 대량으로 모이는 장소라는 뜻으로, 여성의 '혈血의 길'에 있어서 좋은 혈자리입니다.

♪ 견정肩井

목의 뿌리부분과 어깨의 정중앙. 누르면 딱딱하고 기분 좋은 지점이 이곳입니다. 어깨 이상에 (위치한) 중요한 혈자리입니다. 전신의 혈행이 좋아지고, 두통, 어깨결림, 현기증, 짜증 등이 편안해집니다.

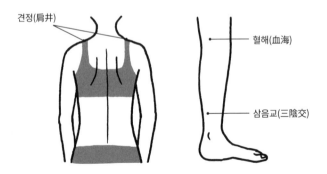

견정(肩井)

혈해(血海)

삼음교(三陰交)

15) 역자 – 국내에서는 주로 치매라고 부르고 있는 증상으로 정상적이었던 지능이 비가역적으로 저하된 상태를 의미하며, 지능 이외로 기억 또는 지남력 저하, 인격 저하 등을 포함하는 비가역적인 증후군입니다.

16) 역자 – 케어 매니저: 일본 내에서 간호를 필요로 하는 수요자에게 간호보험서비스를 위해 케어 서비스의 계획 작성 및 이용자와 사업자 간의 연락 및 조정 등의 역할을 맡는 전문인입니다.

17) 켈로이드란 피부 손상 후 발생하는 상처 치유과정에서 비정상적으로 섬유조직이 밀집되게 성장하는 질환으로 본래 상처나 염증 발생부위의 크기를 넘어서 주변으로 자라는 체질을 갖고 있습니다(출처: 네이버 지식백과).

18) 역자 – 정상 월경은 30~80 mL 정도의 양으로 덩어리 없는 선홍색이므로, 덩어리가 나오는 혈 자체가 병리적이라고 할 수 있습니다. 덩어리가 나온다고 해도 그 통증이 호전되지 않는 경우도 있습니다. 또한 원저자는 그 덩어리의 양상을 인체 내의 조직인 간에 비유하고 있는 것으로 보입니다.

19) 역자 – 손오공의 머리띠: 국내에서는 만화영화로도 잘 알고 있는 중국 명나라때의 장편 소설 서유기에는 손오공이 주인공으로 나옵니다. 삼장법사가 손오공의 머리에 금속 원형 띠를 씌워서 벌을 주죠. 그 띠가 조이는 양상으로 통증이 오는 것을 재밌게 비유하였습니다.

의학적으로 세계 두통 학회(International Headache Society)의 긴장형 두통(tension-type headache)진단 기준에서도(ICHD-3) 조이는 듯한 통증이 한 항목으로 있다는 점에서 임상 양상을 잘 반영하고 있다고 할 수 있습니다.

20) 역자 – 장의 내용물을 배설시킬 목적으로 사용되는 약제입니다(출처: 두산백과>의약품 part).

21) 역자 – 원문의 내용은 일본에만 해당합니다. 뜸치료는 한국에서는 국가에서 관리하는 의료행위에 해당하므로 의료기관에서 의료인에 의해 행해져야 합니다. 의료기관 아닌 곳에서 행해지거나 의료인이 아닌 사람에 의해 행해지는 의료행위는 의료법에 의거 처벌받을 수 있습니다.

22) 역자 – 일본 가정식에서 흔히 사용하는 채소로 시금치와 유사한 모양으로 아삭한 쌉싸름한 풍미를 가지고 있습니다. 시금치보다 잎이 넓고 줄기가 굵직합니다.

23) 역자 – 콩에 들어 있는 화학물질로 여성호르몬인 에스트로겐과 유사한 기능을 담당하여 '식물성 에스트로겐'이라 불립니다(출처: 네이버 지식백과).

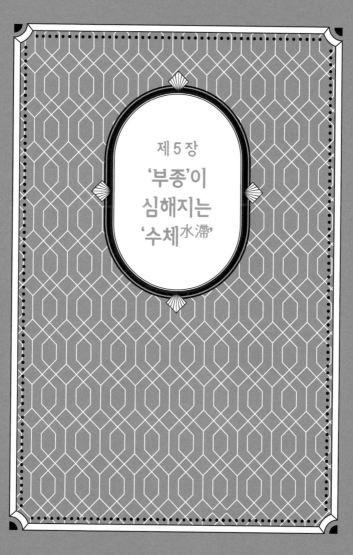

제 5 장
'부종'이
심해지는
'수체水滞'

갱년기 세대는
항상 부어 있다

🍎 월경 전에 전신이 붓고, 체중도 1–2 kg 증가하는 경험은 누구에게
나 있지 않나요? 하지만 월경이 시작하면 배뇨량이 증가해 부종이 빠
르게 줄어듭니다. 이것은 여성호르몬의 변동에 따른 수분대사의 변화
입니다.

하지만 갱년기가 되면 월경 간격이 점점 넓어지기 때문에 부종이 월경
과 함께 사라지는 상황이 없어져 갑니다. 이렇게 되면 **언제나 부어 있
는 듯하고 나른하고 체중도 증가하는 상태로, 내가 붓는 걸까, 살이
찐 걸까 알 수 없게 됩니다.**

이렇게 갱년기에 쉽게 붓게 되는 이유에 관련하고 있는 것은 수水의 기능입니다. 제1장에서 이야기했듯이, 수는 몸을 순환하는 '혈血' 이외의 체액입니다. 세포내액, 관절액, 척수액, 콧물, 가래, 위장액, 소화액, 타액, 눈물, 땀, 소변, 대하 등이 수에 해당합니다. 이러한 수의 대사가 나빠지고, 처리하기 힘들어져 국소적으로 고인 상태를 '수체水滯', 혹은 '수독水毒'이라고 말합니다.

사람의 몸의 70% 가깝게 차지하고 있는 체액은 매우 복잡한 대사를 합니다.

수水의 대사에 관련된 것은 '비脾.폐肺.신腎'입니다. 비는 생성한 수水를 폐로 움직이는 역할이 있고, 폐는 수를 전신에 샤워시키듯 분산시키고, 수를 몸의 상부로부터 하부를 향하여 내리는 역할을 합니다. 그래서 불필요한 수를 배설시키는 것이 신의 역할입니다. 이 기능의 어딘가가 막히면, 원래라면 몸을 순환하는 수분이 조직 및 체강에 나와서 소화관으로부터 흡수되지 않고 안에 머무르거나, 땀 및 소변으로써 체외에 나오지 않은 수분이 배출되지 않고 머무르게 됩니다. 이것이 수체水滯입니다.

불필요한 수분이 몸에 쌓이는 '수체水滯'

수체水滯가 되면, **부종 및 몸의 나른함, 현기증, 무른 변, 두중감頭重感, 관절통, 수水에 의한 콧물이 나오는 등 증상이 나타납니다. 또, 수는 차기 때문에 수체가 있는 사람은 몸이 찹니다.** 배뇨량이 감소하고, 야간 빈뇨가 되는 등의 증상도 있습니다.

또, 수水는 기혈과 일체가 되어 순환하고 있기 때문에 수체水滯의 증상이 단독으로 있는 경우는 드물고 대개는 기체氣滯·기허氣虛 및 혈허血虛·어혈瘀血과 함께 나타납니다. 특히 기허와 함께 나타나는 경우가 많은 것 같습니다. 기허가 있으면 소화관에서 수의 흡수가 나빠지고, 폐에 수를 움직이는 기능이 저하되기 때문입니다. 갱년기 세대는 기혈수의 밸런스가 흐트러져 혈허, 어혈, 기허, 기체가 되기 쉬워서, 그와 동반한 수체의 증상도 나타나기 쉽습니다.

수체水滯는 증상이 나타나는 것이 느리고, 경과가 길고 치료하기 어려운 것이 특징입니다.

편의점 및 자판기에서 구매한 물을 항상 지니고 다니는 분이 많은 것 같습니다. 그러나 그것이 정말로 필요한 수분일까요? 건강에 좋다는 이유로 입에서 갈증이 없는데도, 하루 몇 리터이고 물을 마시고 있지는 않나요? 몸은 그 수분을 정말로 필요로 할까요?

유럽 및 미국과 다르게 일본은 장마가 있어 습도가 높은 나라입니다. 다습한 일본에 살고 있는 우리들은 스스로가 생각하고 있는 것 이상으로 물에 잠겨버린 신체가 되었습니다.

특히 갱년기 세대의 여성은 근육량이 감소하고 있기 때문에 붓기 쉽고, 기허気虛 및 어혈瘀血과 더불어 수체水滯가 발생하기 쉬우므로 수분을 과하게 섭취하면 증상을 악화시킵니다.

또 수체水滯는 환경의 변화에 의해서도 발생합니다. 찐득찐득한 장마철 및 비가 많고 습도가 높은 지역에 살고 있으면 몸 안에 수水가 정체되기 쉬워져, 수체가 발생하기 쉬워집니다.

갱년기의 수체水滯에 사용되는 주요 한약

수체水滯의 치료에 사용하는 한약은 여분의 수분을 강제적으로 소변으로 배설하는 '이뇨제'가 아니라, 소화관 및 조직에 넘치는 체액을 원래 있어야할 혈중에 되돌려서 순환시키는 것으로 수水의 대사를 개선합니다. 요량을 증가시키는 것도 있지만, 양약의 이뇨제처럼 소변이 너무 나올 때에는 쓰기 곤란하거나 하지는 않습니다.

수체水滯는 처리하기 힘들어진 수水가 고인 장소에 의해 아래의 네 유형으로 나뉩니다.

① 전신 수체水滯 유형
② 피부·관절 수체水滯 유형
③ 호흡기 수체水滯 유형
④ 복부 수체水滯 유형

이 네 유형별로 일반적으로 사용하는 한약을 소개합니다.

① 전신 수체水滯 유형

수水의 대사가 떨어져 전신에 수가 정체된 유형입니다. 이하의 항목에 많이 해당된다면 이 유형입니다.

☐ 몸 전체가 붓는 느낌이 든다.
☐ 몸이 무겁고 나른하다.
☐ 둥둥 뜨는 느낌이다.
☐ 어질어질 현기증이 난다.
☐ 머리에 뭔가가 씌여진 것 같다.
☐ 머리가 아프다.
☐ 저혈압으로 아침에 힘들다.
☐ 비가 오거나 흐리는 등 날씨 및 기압의 변화에 의해 증상이 악화된다.

이 유형에는 오령산五苓散·당귀작약산當歸芍藥散·영계출감탕苓桂朮甘湯·방풍통성산防風通聖散·진무탕眞武湯·팔미환八味丸·저령탕豬苓湯·청심연자음清心蓮子飮 등이 잘 사용됩니다.

이 중에 영계출감탕苓桂朮甘湯·방풍통성산防風通聖散을 사용해 이 유형의 수체水滯가 개선된 증례를 소개합니다.

【증상】휘청휘청, 나른함, 부종, 냉증이 있는 47세 여성
【사용 한약】영계출감탕苓桂朮甘湯

기상 시부터 어질어질하고, 몸이 나른하고, 두근거림 및 위장이 당기는 느낌이 있는 47세 여성. 상당히 몸의 엔진이 걸리지 않는 느낌으로 밤이 되면 겨우 몸이 깹니다.

다른 병원에서는 저혈압 탓이라고 신경쓰지 말라고 들었습니다. 일하러 가는 것이 힘들고, 직장에서도 오전 중에는 멍하곤 합니다. 몸은 붓는 느낌이고 발이 찹니다.

이런 경우도 전신의 수체水滯 증상으로, 이 여성에게는 영계출감탕苓桂朮甘湯을 처방하였습니다. 복용하기 시작하니, 아침의 괴로운 증상이 좋아지고, 둥둥 뜨는 듯한 현기증도 편안해졌습니다. 영계출감탕苓桂朮甘湯은 따뜻하고 수水의 대사를 개선하는 기능이 있습니다.

덤프트럭도 경차도 같은 100 km로 달릴 수 있습니다. 다만, 한숨에 달리느냐, 쉬고 쉬면서 달리느냐의 차이입니다. 엔진이 걸리기 어렵고 마력이 약한 사람도 가늘고 길게 달릴 수 있습니다.

【증상】비만, 고혈압, 당뇨병, 변비, 어깨 결림, 두통, 부종이 있는 52세 여성

【사용 한약】방풍통성산防風通聖散

이 52세의 여성은 고혈압 및 당뇨병이 있지만 체중관리가 안되어, 혈압 및 혈당 수치가 개선되지 않습니다. 강압제 및 혈당강하제를 다수 복용하고 있습니다. 변비가 되기 쉽고 어깨결림 및 두통, 피부의 거칠거칠함, 짜증, 전신의 부종 등의 증상이 있습니다. 식욕도 잘 없이, 뭐라도 배에 가득하게 먹어버립니다.

이 여성은 방풍통성산防風通聖散을 처방하였습니다. 복용하기 시작하니 변비가 해소되고, 어깨결림, 두통, 부종이 편안해졌습니다. 3개월쯤에 체중이 2 kg 정도 감소하는 것이 즐거워서 식사에도 신경을 쓰게 되어, 반년 후에는 8 kg까지도 감량하였습니다. 혈당 수치와 혈압도 좋아지고, 강압제와 혈당강하제를 감량하는 것까지도 가능해졌습니다.

방풍통성산防風通聖散은 수水의 대사를 개선하고 부종을 덜어내는 생약, 몸에 가득찬 열을 식히는 생약, 변을 내보내주는 생약 등이 들어가 있습니다. 발한發汗 작용, 변을 내보내는 작용, 이뇨 작용이 있기 때문에 비만에 대한 약으로서도 인식되어 있습니다. 이 여성은 과도한 음식을 지속했던 섭생에 맞지 않는 습관 탓에 몸에 열이 가득해 水의 대사도 안 좋아지고, 수체水滯가 된 결과, 변비, 짜증, 피부 거칠거칠함, 두통 등의 증상이 나타났다고 생각할 수 있습니다. 잘 감소하지 않았던 체중이 한의치료로 조금 감소한 것을 계기로 식사에 신경을 쓰게 되어, 체중관리가 가능해졌고, 이는 혈압 및 혈당치의 개선으로 이어졌습니다.

갱년기 세대는 몸무게를 줄이는 것이 매우 어려워집니다. 몸도 마음도 리프레시(refresh)하기 위해서는, 몸의 개선이 필요합니다. 비만인 분은 모인 지방을 자꾸자꾸 불태웁시다. 컨디션이 나쁘면 움직일 수 없기 때문에 평소의 상태관리가 매우 중요합니다.

② 피부·관절 수체水滯 유형
처리되지 않은 水가 안면 및 관절에 정체된 유형. 관절통, 두통, 아침의 뻣뻣함 등의 증상이 나타나서, 손발이 붓기 쉬워집니다. 관절이 부어서 수가 모이고 통증도 나타나기 쉬워집니다. 이하와 같은 증상에 많이 해당한다면 이 유형입니다.

☐ 얼굴이 붓는 경우가 많다.
☐ 손발이 잘 붓는다.
☐ 손발이 무겁고 나른하다.

□ 손발이 움직이기 힘들다.

□ 손이 굳어지는 느낌이 든다.

□ 손발의 관절이 아프다.

□ 손발의 근육이 경련한다.

이 유형에는 방기황기탕防己黃芪湯, 월비가출탕越婢加朮湯, 의이인탕薏苡仁湯 등을 사용합니다.

이 중에 방기황기탕防己黃芪湯을 사용해 이 유형의 수체水滯가 개선된 증례를 소개합니다.

【증상】 물살이 찌고 무릎에 물이 고여서 아픈 53세 여성
【사용 한약】 방기황기탕防己黃芪湯

무릎에 물이 고여서 아파서 어쩔 줄 몰라 하는 53세 여성으로 정형외과에서 고인 물을 빼내고, 히알루론산[24] 주사도 맞았지만 물을 빼도 다시 원래 상태로 돌아갔습니다. 통통한 체형으로 온몸이 붓고 특히 발이 붓고 찹니다. 무릎은 부어 있지만 열감 및 발적은 없습니다.

이 여성에게는 방기황기탕防己黃芪湯을 처방하였습니다. 방기황기탕防己黃芪湯은 수水를 처리하며, 피부 및 관절의 붓기를 빼는 생약과 위장에 좋은 보기補気의 생약이 들어가 있습니다. 잘 피곤하고 부어서 몸이 무거운 것 같은 분에게 맞습니다. 생약인 방기防己에 진통효과가 있기 때문에, 무릎 등의 관절통에도 효과가 있습니다. 갱년기는 무릎이 부어서 수水가 고이기 시작하는 연령입니다. 이 여성은 복용하기 시작한 지 2주가 되자, 무릎의 부종과 통증이 호전되고, 물을 빼지 않아도 호전되었습니다. 3개월 정도 복용한 후에는 복용하지 않아도 무릎이 붓지 않게 되었습니다.

③ 호흡기 수체水滯 유형

잘 대사되지 않는 수水가 호흡기계에 정체된 유형입니다. 수양성(물 같은) 콧물 및 연한 가래가 증가하는 것이 특징으로, 호흡곤란이 되기도, 기침이 나오기도 합니다. 기온이 찬 시기의 천식 및 초봄의 꽃가루 알레르기에 이 유형이 많습니다. 이하의 항목에 많이 해당하는 분은 이 유형입니다.

☐ 수양성 콧물 및 가래가 많다.

☐ 재채기가 잘 나온다.

☐ 흘리는 침이 많고 및 타액이 잘 나온다.

☐ 등이 으슬으슬하다.

☐ 머리가 무겁다.

☐ 꽃가루 알레르기가 있다.

이 유형에는 소청룡탕小靑龍湯.영감강미신하인탕笭甘薑味辛夏仁湯.목방기탕木防己湯 등이 잘 사용됩니다.

이 중에, 소청룡탕小靑龍湯을 사용하여 이 유형의 수체水滯가 개선된 증례를 소개합니다.

【증상】 수양성 콧물이 심한 꽃가루 알레르기가 있는 52세 여성
【사용 한약】 소청룡탕小靑龍湯

매년 2월부터 꽃가루 알레르기가 원인이 되는 비염 증상이 심해진다고 하는 52세 여성입니다. 항상 항히스타민제를 복용하고 있지만 졸리고 늘어집니다. 주르륵 수양성의 콧물이 나와서, 콧구멍을 티슈로 막고 위에서부터 마스크로 숨기고 있습니다. 원래 몸이 차서 붓기 쉬운 체질입니다.

이 여성에게는 소청룡탕을 처방하였습니다. 소청룡탕은 기침을 멈추고 기관지확장작용이 있는 생약과, 따뜻하게 해서 수水를 날려주는 생약이 들어가 있습니다. 기온이 찬 시기의 감기 및 기관지염, 천식, 비염 등에 효과가 좋습니다. 이 분은 소청룡탕을 복용한 지 15분 정도 되니 콧물이 멈췄습니다. 복용해도 졸린 기가 없어서 업무도 잘 해낼 수 있었습니다. 소청룡탕은 즉효성이 있는 편인데도, 졸린 기가 없기 때문에 초봄의 꽃가루 알레르기성 비염 및 겨울 감기의 치료에 아주 요긴합니다.

④ 복부 수체水滯 유형

처리되지 않는 수水가 위胃부터 장腸까지 정체된 유형. 식욕이 없고, 메스꺼움 및 두통이 있기도 하고, 설사를 하기도 하고, 손발이 차기도 합니다. 침을 살짝 흘리거나, 타액이 증가하기도 합니다. 아래의 항목에 많이 해당된다면 이 유형입니다.

☐ 메슥메슥하다.

☐ 배에서 울리는 소리가 난다.

☐ 배가 아프다.

☐ 배가 당긴다.

☐ 명치를 가볍게 두드리면 퉁퉁 소리가 난다.

☐ 식욕이 없다.

☐ 진흙 같은 설사가 잘 나온다.

이 유형은 육군자탕六君子湯, 복령음茯苓飮, 인삼탕人蔘湯, 복령음 합 반하후박탕茯苓飮 合 半夏厚朴湯 등이 잘 사용됩니다.

이 중에 육군자탕六君子湯을 사용해, 이 유형의 수체水滯가 호전된 증례를 소개합니다.

【증상】명치가 막히고 식욕이 없는 49세 여성
【사용 한약】육군자탕六君子湯

명치가 막히고 당기는 느낌이 있어 밥맛이 없고, 밥이 안 먹어진다고 하는 49세 여성.

1개월 이상 전부터 지속되었고, 업무가 바쁜데도 밥을 먹을 수 없어 몸의 나른함도 나타났습니다. 위내시경을 받았지만 이상은 없었습니다.

이 여성은 명치가 당기고, 가볍게 두드리면 '통통'하고 수水가 흔들리는 소리가 들렸습니다. 이것은 처리되지 않은 수가 위胃부터 장腸까지 정체된 상태입니다. 그래서 육군자탕六君子湯을 처방했습니다. 복용하기 시작한 지 수일이 지나자 명치 막힘이 개선되고 밥이 맛있어졌습니다.

육군자탕六君子湯은 기気를 보충하는 보기제補気剤의 대표적인 한약입니다. 오장 중 비脾의 기능을 개선하여 기를 보충하는 생약과 수水의 대사를 개선하는 생약이 들어가 있습니다. 육군자탕을 복용하고, 식욕이 생겨서 건강해졌습니다. 갱년기 세대는 수체水滞뿐 아니라 비의 기능이 떨어져서 기허気虚가 되기 쉬워서, 육군자탕은 처방 빈도가 높은 한약입니다.

갱년기 세대의 수체水滞를 개선하기 위한 양생법

계속해서 수체水滞를 개선하기 위한 양생법을 소개합니다.

먼저 운동 부족, 수면 부족, 스트레스, 꽉 조이는 속옷 및 하이힐, 수분 및 염분 과다, 찬 음식 과다 등은 수체水滞의 원인이 되기 때문에, 이런 것들을 피합시다.

또, 식사 시에는 아래와 같은 수水를 순환시키는 식재료 및 여분의 수분을 배출시키는 식재료를 부지런히 먹을 수 있도록 하는 것도 효과적입니다.

오장 중 비(脾)를 따뜻하게 해서 수(水)를 순환시키는 식재료

고구마, 토란, 호박, 참마, 대두, 강낭콩, 완두콩, 흰콩, 표고버섯, 호두, 대추, 구기자, 인삼 등

여분의 수분을 배출하는 이뇨작용이 있는 식재료

수박, 딸기, 메론, 자두, 파인애플, 감귤, 포도, 양파, 팥, 오이, 동과25), 율무 등

다만 이런 것들은 몸을 차게 만드는 경우도 많아서, 과다 섭취는 좋지 않습니다. 또, 과일에는 칼륨이 많이 함유되어 있는 것도 많아서, 신기능이 나쁘고 고칼륨혈증이 있는 분은, 과다섭취하시면 안 됩니다.

간단하게 가능한 부종 빼는 레시피

닭고기 흰콩 스프

닭고기와 대파, 대추, 흰콩을 냄비에 넣고, 적당량의 물을 넣어, 고기가 부드럽게 될 때까지 끓입니다. 소금·후추·소량의 중화 스프를 바탕으로 맛을 조절합니다. 닭고기는 비脾를 따뜻하게 하고 기氣를 보충하는 작용이 있고, 부종을 완화하는 효과가 높습니다. 대파는 몸을 따뜻하게 하고 붓기를 뺍니다.

수체水滯에 효과적인
혈자리 마사지와 뜸

갱년기세대의 수체水滯를 개선하기 위해서는 뜸 및 마사지도 효과적입니다(뜸 및 지압법은 제3장 참고). 아래와 같은 수체에 효과적인 혈자리에 뜸 및 지압을 해봅시다.

수체水滯에 효과적인 혈자리

용천湧泉

발바닥에 손가락 끝으로 눌렀을 때, 가장 먼저 들어가는 곳입니다. '용湧'은 솟는다, '천泉'은 수원水源, 샘, 원천의 의미입니다. 수水를 순환시켜, 여분의 수를 배출시키는 기능이 있는 혈자리입니다.

수분水分

'수水'를 대사시켜 '분分'류하는 의미가 있는 혈자리입니다. 배꼽의 바로 위 1횡지에 위치합니다. 몸에 불필요한 수분을 배출하는 효과가 있는 혈자리입니다.

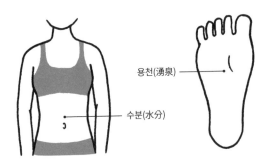

용천(湧泉)

수분(水分)

수천水泉

'수水'는 물, '천泉'은 샘, 샘물을 의미합니다. 내측의 복사뼈에서 3횡지 정도 사선으로 후하방에, 발뒤꿈치 뼈의 튀어나온 부분의 전방에 들어간 곳입니다. 몸의 수분 대사를 개선합니다.

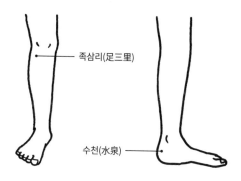

🔍 족삼리足三里

무릎 외측의 슬개골부터 아래로 3횡지에 움푹 들어간 부분. 정강이의 외측으로 발을 딛고 서서 찾으면 찾기 쉽습니다. 발의 피곤을 덜고 발의 부종을 더는 효과가 있습니다.

족삼리(足三里)

수천(水泉)

---

24) 역자 – 히알루론산이란 관절강내 주사 치료 재료로 흔히 사용되는 것으로, 소위 연골을 재생한다는 명목으로 연골주사라고도 불리곤 합니다. 국내에서는 무릎 관절염에 대해 스테로이드 주사와 함께 관절강 내에 자주 쓰이는 주사입니다.

25) 역자 – 동남아시아 원산인 쌍떡잎식물 박목 박과에 해당하는 호박의 일종입니다. 북인도에서는 이 호박을 원료로 '페타(Petha)'라는 사탕을 만듭니다.

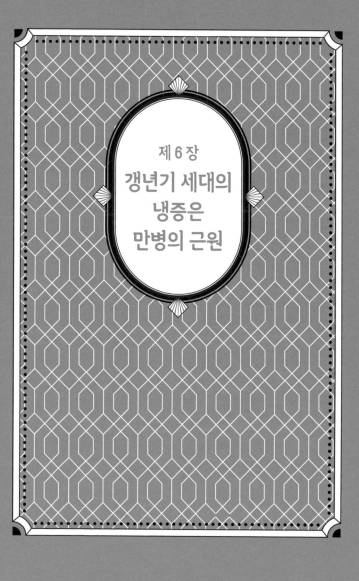

제 6 장

**갱년기 세대의
냉증은
만병의 근원**

01

얼굴은 뜨거운데
발은 왜 차가울까?

🍎 이전 장에서는 갱년기세대에 많은 기혈수気血水의 이상에 대해서 이야기를 해보았습니다만, 한가지 더 갱년기 세대의 여성에게 가장 많은 부조화 상태는 '냉증冷症'이 있습니다. 냉증은 보통은 고통을 느끼지 않는 정도의 온도에서 허리, 등 부위, 손발의 말단, 하반신 및 전신에 냉감을 자각하고, 이것이 길게 지속되는 것을 말합니다.

매일 대부분의 갱년기 환자 분들을 진료하고 있으면, **8할 정도의 여성이 냉증이 있습니다.** 중증의 냉증인 분도 제법 있는 것 같아서 놀랍니다. 두통, 어깨 결림, 불면, 짜증, 요통 등 여러 가지 부조화상태를 호소하면서 저의 진료실을 방문하시지만, 상당수의 분들이 냉증이 있습니다.

그런 분들은 찬 것을 먹거나 마시는 것도 아닌데도 명치가 차고 배와 엉덩이가 찬기운이 들어서 발도 굉장히 찹니다. 체표면 온도계로 재보면, 보통은 섭씨 30도 정도인 발바닥 온도가 섭씨 22도인 경우도 있습니다.

또, 냉증뿐 아니라, '몸은 차지만 머리로 피가 쏠리는 상태[26]'의 증상이 나타나는 경우도 있고, 이는 갱년기 세대의 특징입니다.

예를 들면 '얼굴이 후끈해서, 피가 쏠린다. 덥지 않은데도 땀이 줄줄 난다'고 말하는 여성 분의 발을 만지면 서늘합니다. 얼굴은 뜨거워져 있는데도 발은 차가워져 있습니다. 이게 몸은 차지만 머리로 피가 쏠리는 상태입니다.

갱년기 세대가 차가운 체질이 되기 쉬운 이유

하지만, 왜 갱년기의 여성은 차가운 체질이 되고, 몸은 차갑고 위로 피가 쏠리는 상태가 되기도 하는 것일까요?

몸의 열은 근육에서 만들어지지만, 여성은 남성보다 근육 양이 적기 때문에, 만들어내는 열의 양이 적어서, 남성보다 원래 차가워지기 쉽습니다. 게다가 근육량은 갱년기 연령대 정도부터 급격하게 떨어집니다. 그 때까지 차가운 체질이 아니었던 분이 차가움을 느끼게 되는 원인 중 하나는 근육량의 감소에 있습니다. 과도한 다이어트를 해도 냉증은 악화됩니다.

또한, 갱년기 세대는 여성호르몬이 감소하기 때문에, 자율신경실조의 증상이 나타납니다. 원래 체온을 조절하는 것은 자율신경의 역할입니다. 자율신경에는 교감신경과 부교감신경이 있어, 활동할 때는 교감신경이 우위가 되어 말초혈관은 수축하고, 열이 손실되지 않도록 합니다. 긴장하면 손발이 찬 것은 이 때문입니다. 반대로 휴식할 때는 부교감신경이 우위가 되어 혈관이 확장합니다. 휴식하고 있을 때는 손발이 따뜻해집니다.

자율신경의 밸런스가 붕괴되면 활동 모드와 휴식 모드 스위치의 전환이 불가능하게 됩니다. 그렇게 되면, 체온조절이 잘 되지 않고, 차가워져 있지만 상반신은 피가 쏠려서 땀이 난다고 말하는데, 차가워져 있는 것인지, 열을 품고 있는 것인지 헷갈리는 상태가 됩니다. 이게 '몸은 차지만 머리로는 피가 쏠리는 상태'입니다.

갱년기 세대가 되면 차가워지기 쉬운 이유를 한의학적인 면으로도 이야기해봅시다.

이전의 장에서, 갱년기 세대의 여성은 기혈수氣血水의 순환이 나빠져서, 혈허血虛 및 어혈瘀血, 기체氣滯 및 수체水滯가 되기 쉽다고 이야기하였습니다.

혈血에는 몸의 구석구석까지 영양을 보내, 따뜻하게 하는 기능이 있어서, 혈허血虛 및 어혈瘀血이 되면 차가워집니다. 기氣에도 몸을 따뜻하게 하는 기능이 있어서, 기허氣虛가 되도 차가워집니다. 손발뿐 아니라, 심하게 되면 배까지 차가워집니다. 또, **수水는 차갑기 때문에, 배수排水가 나쁘고 붓기 쉬운 수체水滯인 분도 몸이 찹니다.** 기혈수氣血水의 밸런스와 냉증은 깊은 관련이 있습니다. 갱년기 세대는 기혈수의 양과 순환이 나빠지기 때문에 차가워집니다.

갱년기 세대의 냉증이 병으로 이어진다.

냉증은 만병의 근원이라고 하는 만큼, 냉증으로부터 오는 증상 및 냉증으로 악화되는 증상은 아래와 같이 많습니다.

냉증이 원인이 되어 발생하는 질환 및 부조화不調 증상

☐ 통증: 두통, 어깨 결림, 복통, 요통, 월경통, 관절통, 신경통 등

☐ 배변 이상: 변비, 설사, 치질

□ 월경 증상: 월경불순, 불임

□ 정신적인 증상: 우울 상태, 불면, 짜증

□ 감염증: 방광염, 감기

□ 피부 증상: 가벼운 동상, 여드름, 아토피성 피부

□ 기타: 비염, 빈뇨, 기관지 천식

이와 같은 증상은 언뜻 보기에는 냉증과 관계없을 것처럼 보이는 것들 뿐이지만, 그 속에 냉증이 숨겨져 있지 않을까를 생각해야만 합니다. 이 증상들은 생각지 못한 질환이 숨겨져 있는 경우도 있기 때문에 병원에서 검사를 받을 필요가 있지만, 검사해도 이상이 없다면 몸을 따뜻하게 해서 냉증을 개선하면 증상이 개선되는 경우가 많습니다.

서양 의학에는 차가운 체질에 대한 개념이 없다.

한약은 냉증에 효과를 발휘합니다. 원래 서양의학에서는 차가운 체질에 대한 개념이 없습니다.

저의 진료실에 복통을 호소하며 내원하신 독일인 여자 유학생을 진료했을 때, 배도 발도 찬 상태였는데, 환자 스스로 자각은 못했습니다. 그래서 차가운 체질은 아닌지 물으니 '질문의 의미를 모르겠다'고 말하였습니다. 독일에는 '혈류부전'은 있지만, 차가운 체질이라는 말은 없다고 합니다. 유럽 및 미국의 사람과 일본인은 음식도 다르고 원래 체격이 다릅니다. 그렇다고 해도 그 여자 분은 배도 발도 차가웠습니다.

몸을 따뜻하게 하는 한약을 처방하면 복통이 편안해져서 실제 복통의 원인은 냉증이었을 것입니다. 그 분은 한약의 효과를 실감하고, 독일에 돌아가서 'Herbal medicine(한약)'을 공부하고 있다고 들었습니다.

서양의학에는 냉하다고 인식되는 것이 없어서, 치료로써 몸을 따뜻하게 하는 방법이 없습니다. **따뜻하게 하는 것은 한약만의 치료법인 것입니다.**

냉증에 사용되는 주요 한약

스스로가 자각이 없어도 얼굴과 입술이 하얗거나, 발이 붓기 쉽거나, 화장실을 급하게 가게 되거나, 평균 체온이 섭씨 35도보다 낮거나 하면, 차가운 체질일 가능성이 높습니다.

차가운 체질에는 다음의 네 유형이 있습니다.

① 말초가 차가운 체질 유형
② 냉증 및 상기되는 체질 유형

③ 다리와 허리가 차가운 체질 유형

④ 배가 차가운 체질 유형

각각의 유형에 관해 한약을 분별하여 사용하기 때문에 유형별로 추천하는 한약과 냉증이 개선된 증례를 소개합니다.

① 말초가 차가운 체질 유형

차가운 체질의 일반적인 증상이 있어, 특히 손발의 냉증이 강한 유형입니다. 이하의 항목에 해당하는 분은 이 유형입니다.

☐ 다른 사람들로부터 손발이 차다고 잘 듣는다.

☐ 가벼운 동상이 잘생긴다.

☐ 발이 차고 못 잘 정도로 심하다.

☐ 발이 잘 붓는다.

☐ 장시간 앉아만 있을 때가 많다.

이 유형의 사람은 손발의 혈血의 순환이 나쁘고, 그 원인으로써 혈허血虛 및 어혈瘀血이 있는 경우가 태반입니다.

이 유형을 개선시켜서 따뜻하게 만들어주는 작용이 있는 한약을 사용합니다. 대표적인 것으로 당귀사역가오수유생강탕當歸四逆加吳茱萸生薑湯·계지복령환桂枝茯苓丸·오적산五積散·온경탕溫經湯·계지가출부탕桂枝加朮

附湯 등이 있습니다.

이 중에 당귀사역가오수유생강탕當歸四逆加吳茱萸生薑湯과 계지복령환桂枝茯苓丸으로 이 유형의 냉증이 개선된 증례를 소개합니다.

【증상】가벼운 동상과 발의 통증이 있는 55세 여성
【사용 한약】당귀사역 가 오수유생강탕當歸四逆 加 吳茱萸生薑湯, **계지복령환**桂枝茯苓丸

매해 12월 정도부터 손발에 가벼운 동상이 생긴다고 하는 55세 여성으로 손발톱의 뿌리가 망가지고 손발톱이 얇고 뒤집히려 하고, 발끝이 붓고 아프고 가려워서 신발이 들어가지 않습니다. 아이때부터 증상이 있었고 최근에 심해졌다고 합니다.

이 여성에게는 추운 기간에는 따뜻하게 해주는 효과가 강한 당귀사역가 오수유생강탕當歸四逆 加 吳茱萸生薑湯과 혈血의 순환을 개선하는 효과가 강한 계지복령환桂枝茯苓丸을 사용하였습니다.

당귀사역 가 오수유생강탕當歸四逆 加 吳茱萸生薑湯은 손발을 따뜻하게 하는 생약과 통증을 멈추는 생약이 들어가 있습니다. 가벼운 동상 및 말초의 순환장애로 오는 레이노현상[27], 냉증으로 오는 복통, 빈뇨, 신경통증에 잘 사용됩니다.

계지복령환桂枝茯苓丸은 혈血의 순환을 개선하는 한약의 대표 격으로, 혈血의 순환을 개선해서 손발을 따뜻하게 합니다.

이 여성은 이 두 가지 한약을 병용하여 증상이 그럭저럭 개선되었는데, 가벼운 동상은 예방이 중요하기 때문에 다음 봄부터 가을까지 계지복령환桂枝茯苓丸만을 소량 복용하였으며, 추워지는 시기인 11월부터 당귀사역 가 오수유생강탕當歸四逆加吳茱萸生薑湯도 재개하였습니다.

그래서 다음 해 12월에는 가벼운 동상이 나타나지 않고, 1월에는 조금 나타났지만 이렇다 할 정도의 큰 일 없이 겨울을 보냈습니다. 이처럼 당귀사역 가 오수유생강탕當歸四逆加吳茱萸生薑湯과 계지복령환桂枝茯苓丸은 말단이 찬 체질에 효과적입니다.

② 냉증 및 상기되는 유형

갱년기 세대에 많은 냉증 및 상기되는 유형. 아래의 항목에 많이 해당한다면 이 유형입니다.

☐ 얼굴이 잘 상기된다.

☐ 갑자기 후끈하게 되어 땀이 난다.

☐ 발이 차다.

☐ 짜증난다.

☐ 어깨 결림 및 두통이 잘 생긴다.

갱년기 세대에 발생하기 쉬운 hot flash(갱년기 여성에게 에스트로겐 감소로 인하여 안면홍조, 두근거림, 발한 등이 나타나는 것)는 이러한 '냉증 및 상기되는 유형'에 많습니다. 상기되고 있기 때문에 발의 냉증을 자각하고 있지 않은 사람도 상당히 많습니다.

이 유형에는 따뜻하게 하는 것이 아니라 머리를 식히는 생약이 들어간 한약을 사용합니다. 대표적인 것으로, 여신산女神散, 가미소요산加味逍遙散, 사역산四逆散 등이 있습니다. 이 중에 여신산으로 이 유형의 냉증이 개선된 증례에 대해 이야기해봅시다.

【증상】얼굴이 상기되고 화끈거리는 53세 여성
【사용 한약】여신산女神散

상기되어 괴로워하며 내원한 53세 여성. 갑자기 이마부터 땀이 스물스물 나더니, 목 뒷덜미가 화끈해져서 귀가 막히는 기분이 들어서 매우 불쾌하다. 땀도 줄줄 흐르고, 화장도 지워질 정도. 진료실에 갔을 때도 '여기 진료실은 덥기 때문에, 대기하는 동안 상기돼서 땀이 나왔다. 하지만 발밑은 차서 추운 것인지 더운 것인지 모르겠다'라고 짜증을 냈습니다.

이 여성은 얼굴은 상기되지만, 장딴지부터 아래로는 서늘했습니다. 갱년기의 전형적인 hot flash입니다. 끓지 않는 목욕물과 같아서 열이 위로 올라가고 찬 기운이 아래로 내려가고 있습니다. 이런 때에는 상기된 머리를 식히는 것만으로 치료해서는 점점 하반신의 냉증이 심해져, 상반신과 하반신의 열의 괴리解離가 심해질 뿐입니다. 하반신은 따뜻하게 머리는 차갑게 하는 기혈을 순환시키는 생약이 들어간 한약이 필요하다고 느끼고 여신산女神散을 처방하였습니다. 따뜻하게 하는 생약과 차갑게 하는 생약의 양쪽이 모두 들어가 있어, 편재偏在했던 몸의 열의 밸런스를 바로잡고 상기된 머리를 식히고, 차가운 발을 따뜻하게 하는 기능이 있습니다. 끓지 않는 목욕물을 휘저어 온도를 균일하게 하는 것과 같습니다. 또, 여신산女神散에는 배를 따뜻하게 하고, 짜증났던 기분을 눌러주는 기능도 있습니다.

이 여성은 복용하기 시작한 지 1개월 정도에 상기되고 짜증나는 것이 호전되어 그 후에는 때때로 복용하게 하여 증상이 안정되었습니다.

갱년기 세대 가장 많은 증상인 hot flash는 계속 지속되는 것이 아닙니다. 갱년기가 지나면 자연히 낫습니다. 불쾌하긴 하지만 결코 부끄러울 일은 아닙니다!

③ 다리와 허리가 차가운 체질 유형
주로, 허리부터 하반신이 차가운 유형입니다. 아래의 항목에 많이 해당된다면 이 유형입니다.

□ 허리 이하가 잘 차갑다.

□ 화장실에 자꾸 가게 된다.

□ 밤은 전기담요 및 탕파(보온 물주머니)를 하고 있다.

□ 다리 저림이 있다.

□ 허리 및 다리가 아프다.

이 유형은 근육이 줄고 대사가 떨어져가는 갱년기 세대부터 증가합니다. 일반적인 냉증의 증상 이외에 하반신의 냉증 및 통증, 저림을 느끼는 경우도 있습니다. 이 유형에는 팔미환八味丸 및 우차신기환牛車腎氣丸, 진무탕眞武湯, 영강출감탕苓薑朮甘湯 등이 잘 사용됩니다. 이 중에 팔미환으로 이 유형의 냉증이 개선된 증례를 소개합니다.

【증상】하반신이 일년 내내 차가운 48세 여성
【사용 한약】팔미환八味丸

허리도 엉덩이도 다리도 그 어느 곳도 차갑다고 하는 48세 여성. 여름에도 냉방인 곳에는 못 있고 어디에 가도 항상 담요와 방석을 가지고 다닙니다. 차기 때문에 셔츠는 3장, 양말은 2켤레, 타이즈 위에 레그 워머(leg warmer), 배 주위에 손난로(혹은 핫팩)도 하고 있지만 하반신에 과하게 입어서 땀을 흘리고 있습니다. 차기 때문에 겹쳐 입지만 너무 따뜻하게 돼서 땀을 흘리고, 속옷이 조여서 더욱 차가워지는 악순환을 초래하고 있었습니다.

이 여성에게는 팔미환八味丸을 사용하였습니다. 팔미환에는 오장의 신腎의 기능을 보충하고 몸을 따뜻하게 해서, 수水의 대사를 개선하는 기능이 있습니다. 팔미환에는 즉효성은 없지만 천천히 효과를 나타냅니다. 이 분도 마음 편하게 복용을 지속했더니, 냉증이 누그러졌습니다.

④ 배가 차가운 체질 유형

차가워서 배에 증상이 나타나기 쉬운 것이 이 유형, 이하의 항목에 해당한다면 이 유형입니다.

- ☐ 차가운 것을 먹거나 마시면 잘 설사를 한다.
- ☐ 차면 배가 아파진다.
- ☐ 복통은 욕조에서 따뜻하게 하면 호전된다.
- ☐ 여름이라도 찬 음식은 꺼리게 된다.

이 유형의 사람은 찬 것을 먹거나 마실 때, 찬 방에서 있을 때, 찬 곳에 있으면 배가 아파지기도 하고 설사를 하기도 합니다.

이 유형은 인삼탕人蔘湯·대건중탕大建中湯·안중산安中散 등이 잘 사용됩니다. 이 중에 대건중탕을 사용해 증상이 개선된 증례를 봅시다.

【증상】전신이 차고, 배가 당기고 아픈 58세 여성
【사용 한약】대건중탕大建中湯

농사일을 하고 있는 58세 여성. 작업장에서 반나절 작업하고 나서는 전신이 차고 굳어버립니다.

추워지면 배가 당기고 아프기도 합니다. 욕조에서 따뜻하게 있으면 가스가 나와서 호전되지만, 농산물 작업이 끝나면 곧바로 욕조로 들어가는 게 아니라서 고민 끝에 제 진료실에 왔습니다.

이 여성에게는 대건중탕을 사용하였습니다. 대건중탕은 배를 따뜻하게 하고, 장의 기능을 조절하고, 통증을 덜어주는 인삼人蔘, 건강乾薑, 산초山椒, 교이餃飴가 들어가 있습니다. 모두 음식으로써 친숙한 것들이라서 맛과 향이 좋습니다. 복용하면 바로 배가 따뜻해지고, 손발도 따뜻해집니다. 이 여성은 아침 1포 먹고 작업하러 나가서, 작업장에서는 과립제를 녹인 대건중탕을 물통에 넣어서 일하는 중간중간 조금씩 차처럼 복용하였습니다. 그렇게 하니 복용하기 시작한 그 날부터 전신이 이전과 같이 차갑지 않게 되었습니다. 대건중탕은 매일 복용하지 않아도, 냉증이라는 것을 인지하는 날도, 추운 날도, 스스로의 상태에 맞춰서 복용해도 충분히 효과가 있습니다.

냉증을 개선하기 위한
양생법

계속해서 차가운 체질을 개선하기 위한 셀프 케어를 소개합니다.

생활습관 가운데 식생활을 바르게 하는 것이 특히 중요합니다. 몸에 좋다고 생각하고 먹는 것이 실제로는 냉증의 원인이 되는 경우도 있습니다. 몸을 차갑기 쉽게 하는 음식에는 어떤 것이 있을까, 차갑게 하는 음식에는 어떤 것이 있을까를 알아둡시다.

음식의 다섯 가지 체질

한방에 포함된 생약 및 음식에는 '한寒·량凉·평平·온溫·열熱'이라고 하는 5가지의 체질이 있습니다. 이 체질들을 다음의 페이지에 표로 정리했습니다.

'한寒·량凉'의 음식은 수水의 순환을 개선하는 것으로 몸으로부터 열을 내쫓고, 차갑습니다. 여름철 같은 더운 시기에 먹으면 좋습니다.

'평平'의 음식은 차갑지도, 따뜻하지도 않고 정중앙의 체질입니다.

'온溫·열熱'의 음식은 몸을 따뜻하게 하는 기능이 있습니다. 겨울에 권장합니다. 이처럼 음식에는 크게 나누어 몸을 차갑게 하는 성질인 것과 따뜻하게 하는 성질인 것이 있어서 차가운 체질의 사람은 몸을 따뜻하게 하는 식재료를 먹도록 유념해야 합니다.

성질	주된 음식	과식에 주의해야 하는 분
양성(凉性) 한성(寒性)	가지, 토마토, 오이, 무, 우엉, 시금치, 여주, 동과, 배, 수박, 메론, 딸기, 자몽, 감, 바나나, 바지락, 말고기, 소금, 미소(일본 된장), 쇼유(일본 간장), 맥주, 녹차	• 차가운 체질 및 위장이 약한 사람 • 잘 설사하는 사람
평성(平性)	고구마, 토란, 감자, 참마, 배추, 연근, 대두, 두부, 아보카도, 비파 열매28), 사과, 쌀, 옥수수, 가자미, 고등어, 돼지고기, 우유	• 특별히 없음
온성(溫性) 열성(熱性)	당근, 양파, 부추, 아스파라거스, 호박, 강낭콩, 체리, 복숭아, 감귤, 밤, 찹쌀, 소맥분, 복어, 연어, 닭고기, 소고기, 양고기, 후추, 마늘, 대파, 고추, 시나몬, 커피, 사케, 소주, 홍차	• 부스럼(뾰루지, 여드름 등)이 잘 나는 사람 • 상기가 잘되는 사람

몸을 따뜻하게 하는 식재료, 차갑게 하는 식재료

이 5개의 성질의 식재료는 요리의 방법에 따라서도 체질이 바뀝니다.

예를 들면 무는 무샐러드처럼 생으로 먹으면 '양凉'한 체질이지만, 생강처럼 따뜻한 식재료와 함께 끓이면 '온溫'한 체질이 됩니다.

생강도 생으로 갈아서 내려 먹는 것보다 끓이거나 굽는 등 열을 가하는 것이 따뜻하게 하는 기능이 강해집니다. 이와 같이 볶거나 굽거나 끓이면 양凉하거나 한寒한 체질이 평平한 체질이 되기도 하고 온溫한 체질이 되기도 합니다. 반대로, 야채 및 과일을 냉장고에 두어 시원하게 해서 먹으면, 차가운 경향이 더욱더 강해집니다.

이렇다는 것을 모르고 차가운 체질의 사람이 '양凉·한寒'한 음식을 좋아해서 먹는다든지, 몸에 좋다고 생각하고 스스로의 체질에 맞지 않는 것을 과식한다든지 하는 경우가 적지 않게 있습니다. 스스로 좋아해서 먹은 음식이 어떤 성질을 가지고 있는지 알아둡시다.

차가운 체질은 생활을 재검토해서 음식을 의식하는 것만으로도 좋아질 수 있습니다. 체질이기 때문에 어쩔 수 없다고 참지 말고 가능한 것부터 시작해봅시다.

차가운 체질에 효과적인
혈자리 마사지와 뜸

차가운 체질에 효과적인 혈자리에 뜸 및 지압을 하는 것도 효과적입니다.

뜸은 시판되는 받침대가 있는 노멀한 유형을 권장합니다.[29] 뜸이 아니라면 혈자리를 지압하는 것으로도 효과가 있습니다. 차가운 체질의 사람은 목욕 중에 혈자리 마사지를 하는 것도 좋다고 생각합니다. 검지의

지문부위를 해당 혈자리 부위에 대고 천천히 힘을 줍니다. 손톱을 세우지 말고, 스스로가 생각한 기분 좋은 정도보다 강하게 누릅니다. 한번 누른 곳을 1–2분 정도 힘을 주고 천천히 수회 지압합니다. 차가운 체질에게는 이하와 같은 혈자리가 효과가 있습니다.

차가운 체질에 효과적인 혈자리

중완中脘

명치의 뼈와 배꼽의 정중앙에 있습니다. '중中'은 안, '완脘'은 위장 주머니라는 의미가 있습니다. 위의 바로 중앙에 있어, 위의 안좋은 상태 및 차가운 성질에 중요한 혈자리입니다.

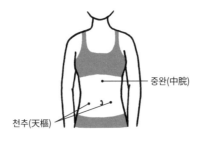

중완(中脘)

천추(天樞)

천추天樞

배꼽의 양 옆구리 3횡지 외측으로 간 위치입니다. '천天'이란 하늘과 땅을 이등분했을 때, 위쪽의 절반분을 지칭하고, '추樞'는 요점, 중요한 장소의 의미가 있습니다. 하늘과 땅을 나누는 중요한 장소에 있는 혈자리입니다. 차가운 체질 및 월경불순, 변비 및 설사 등에 좋은 혈자리입니다.

ᴘ 태계太溪

내측의 복사뼈에서 바로 뒤의 움푹한 곳입니다. '태太'는 굵다, '계溪'는 얇고 길게 움푹 들어간 곳, 지나가는 길이라는 의미입니다. 냉증 및 관절통 등의 증상에 좋은 혈자리입니다.

ᴘ 용천湧泉

발바닥에 손가락 끝으로 눌렀을 때, 가장 먼저 들어가는 곳입니다. '용湧'은 솟는다, '천泉'은 수원水源, 샘, 원천의 의미입니다. 하복부의 차가움 및 부종을 덜어주는 데에 좋은 혈자리입니다.

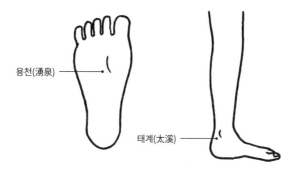

용천(湧泉)

태계(太溪)

26) 역자 – 한의학에서는 이러한 임상 증상을 위는 뜨겁고 아래는 차가운 상열하한(上熱
下寒)으로 표현하기도 합니다.

27) 역자 – 레이노현상(Raynaud's phenomenon)이란 2차적으로 나타나는 특징적인 증
상 군의 조합을 뜻합니다. 그 증상은 보통 추운 곳에 나가거나 찬물에 손, 발 등을 담글
때 또는 정신적인 스트레스 등에 의해 발작적으로 손가락, 발가락, 코나 귀 등의 끝부
분이 혈관수축을 유발하여 혈액순환 장애를 일으키는 것을 말합니다(출처: 네이버 지
식백과 레이노병, 레이노현상).

28) 역자 – 장미과에 속하는 비파나무의 열매로, 일본의 네플이라고 불리며 중동, 아시아
뿐 아니라 지중해 연안 지역에서도 자랍니다. 단단하고 껍질에 솜털이 나 있으며 미색
또는 오렌지 빛을 띤 노란색입니다. 과육은 흰색, 노란색 혹은 주황색이며 품종에 따라
물렁물렁한 것, 단단한 것 모두 존재합니다. 가운데 큰 씨가 한 개 있으며, 어떤 품종들
은 여러 개의 씨를 가진 것도 있습니다(출처: 네이버 지식백과).

29) 역자 – 원문의 내용은 일본에만 해당합니다. 뜸치료는 한국에서는 국가에서 관리하는
의료행위에 해당하므로 의료기관에서 의료인에 의해 행해져야 합니다. 의료기관 아닌
곳에서 행해지거나 의료인이 아닌 사람에 의해 행해지는 의료행위는 의료법에 의거
처벌받을 수 있습니다.

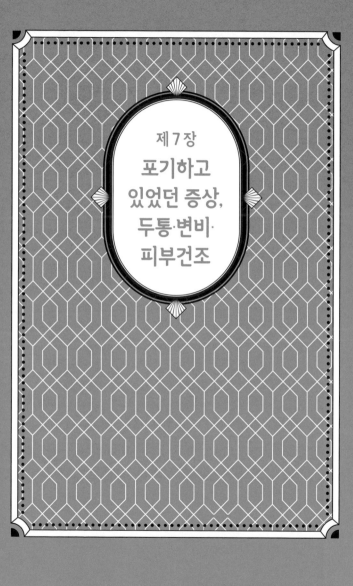

제 7 장

포기하고
있었던 증상,
두통·변비·
피부건조

여성 3대 증상은
한의치료로 개선하자

🍎 저의 진료실에 내원하는 여성 환자 분들의 대다수가 지니고 있는 3대 증상이 두통, 변비, 피부건조입니다. 이것들은 50세 전후의 여성에게도 매우 많은 증상인데, 잘 낫지 않아 "긴 시간 참아왔는데, 한의원에서 어떻게 될 수 있을까요?"라고 말씀하시는 분도 많습니다.

서양의학에서는 유전자 수준에서 병태의 해석이 진전되고, 신약이 점점 개발되고 있지만 이 3가지의 아주 흔한 증상은 치료하지 못하고 있는 것이 현주소입니다. 이 3가지에도 사실은 한약이 좋은 효과가 있습니다. 각각에 대해서 한의학이 어떤 식으로 효과를 발휘하는지 이야기해봅시다.

02

만성 두통에도
여러 가지 타입이 있다

🍎 먼저 두통의 종류와 일반적인 치료법을 이야기해봅시다.

서양의학적인
두통의 분류

두통은 검사해도 두뇌에 아무 이상이 발견되지 않는 1차성 두통과, 뇌종양 및 외상 등이 원인이 되어 발생하는 2차성 두통으로 크게 나눕니다.

1차성 두통에는 편두통, 군발두통, 근육의 수축으로 발생하는 긴장성 두통이 있고, 만성 두통으로 괴로워하고 있는 분은 대부분이 편두통과 긴장성 두통입니다. 각각의 두통에 관해서 좀 더 상세히 설명해봅시다.

[편두통]

편두통은, 여성에게 많고, 편측이나 양측의 관자놀이부터 눈의 주위가 띵하고 아픈 증상이 생깁니다. 메슥메슥하고 토하는 경우도 있습니다. 통증이 발생하기 전에 눈 앞에 번쩍번쩍하는 은색 종이 같은 빛이 보이는 사람도 있습니다. 통증은 몇 시간부터 2일 정도까지 지속됩니다. 움직이면 통증이 악화되고, 잠들어버리는 사람도 있습니다. 머리를 숙이거나 머리를 흔들거나 하는 것으로도 두통이 심해집니다. 스트레스와 긴장으로부터 해방되었을 때 발생하기 쉽고 큰 행사가 끝나고 난 뒤 및 주말에 잘 발생하는 것이 특징입니다. 목욕 및 마사지, 음주, 치즈, 초콜렛 등으로 통증은 악화됩니다.

편두통은 확장한 뇌혈관이 3차 신경을 자극함으로써 통증을 유발하는 물질이 방출되고, 혈관 주위에 염증이 발생하여 통증이 생깁니다.

[긴장성 두통]

긴장성 두통은 정신적인 긴장 및 사무 작업 등으로 목 및 어깨, 머리의 근육이 긴장되어 발생하는 두통입니다. 같은 자세를 지속하는 것 등이 원인이 되어 몸의 긴장이 지속되면 근육의 혈류가 나빠지기도 하고 근육에 노폐물이 쌓입니다. 이것이 신경을 자극하고 통증을 유발합니다. 후두부를 중심으로 목의 뒷부분, 관자놀이 등 머리 전체가 손오공의 머리띠처럼 끈질기게 아픕니다. 원래부터 어깨 결림이 있는 분에게 발생하기 쉽고, 심한 분은 매일 통증을 느낍니다. 50세 전후의 여성뿐 아니라, 어린이부터 노인까지 모든 연령의 남녀에게서 나타날 수 있습니다.

긴장성 두통은 목욕 및 마사지로 이완시키면 편안해집니다. 매일 통증을 느끼는 사람은 진통제를 복용해도 잘 효과가 없습니다. 이런 상황과 무관하게 진통제로 조금은 편안해지기 때문에 매일 복용하듯이 되고 그 결과로 진통제를 과용하여 발생하는 두통에 대해 주의가 필요합니다.

[진통제를 과용해서 발생하는 두통]

진통제를 1개월에 15회 이상 복용하는 상태를 3개월 이상 지속하면, 두통이 악화됩니다. 사람에게는 '이 수준을 넘어서면 아프다'고 느끼는 허들이 있습니다. 이것을 '통증의 역치'라고 말하는데, 진통제를 과용하면 이 역치가 내려갑니다.

그러면 본래의 스스로라면 통증을 느끼지 않을 정도의 통증에도 "아프다!"고 느끼도록 되어, 아파서 진통제를 복용하면 역치가 점점 더 아래로 내려가 조금의 통증에도 아프다고 느끼게 되는 악순환에 빠집니다. 이 상태로부터 빠져나오기 위해서는 진통제를 복용하지 않는 것이 제일 중요합니다만, 약 없이는 통증이 가라앉지 않는 상태가 됩니다. 어떻게 하면 이 악순환으로부터 탈출할 수 있을까요?

[두통 다이어리로 스스로의 상태를 안다]

먼저 스스로의 두통을 아는 것이 중요합니다. 어떤 것이 계기가 되어 발생하는 것인지, 어떻게 하면 악화하고 어떻게 하면 호전되는 것인지, 월경과의 관련은 어떤지, 날씨와의 관련은 어떤지 등을 기록해 나갑시다.

두통 다어이리는 정해진 형식이 아닌, 가지고 있는 캘린더 및 수첩 등에 기록하는 것으로 충분합니다. 진통제를 복용하지 않은 날은 ○ 표시를 합니다. 1–2개월 기록하는 것으로 두통의 경향을 알 수 있습니다.

진통제를 과용해서 끊고자 할 때 유용한 한약

두통이 심할 때에 참기만 하는 것은 너무 괴롭습니다. 그럴 때에 역할을 하는 것이 한약입니다. 한약을 사용하면 고통 없이 진통제를 줄일 수 있습니다. 또, 한약에는 증상의 예방 효과가 있기 때문에 미리 복용해두면, 편안할 때가 많습니다.

한약을 사용하는 경우는 아래와 같이 두통의 유형에 의해 나누어 사용합니다.

한의학에서는 두통이 기혈수氣血水 중 어딘가가 나빠져 있는지에 대해 5가지의 유형으로 나누어 생각합니다.

① 스트레스 등으로 기気의 순환이 나빠져 발생하는 기체気滞의 두통

② 피곤해서 머리에 기気가 공급되지 않는 기허気虚의 두통

③ 혈血의 순환이 나빠져 발생하는 어혈瘀血의 두통

④ 수水의 처리가 나빠져 발생하는 수체水滞의 두통

⑤ 찬 기운을 만나면 악화하는 두통

스스로의 두통이 어떤 유형인지는 제2장의 체크 테스트와 제6장의 냉증의 체크 테스트로 해당하는 증상의 수가 가장 많은 것이 스스로의 두통의 원인이라고 생각할 수 있습니다.

① 기체気滞의 두통

정신적인 긴장으로 두통이 악화되는 유형입니다. 정신이 긴장하면서 치아를 악물거나 주먹을 쥐거나 하면 몸의 긴장도 유발되어 그 결과 기気가 체滞하는 두통이 발생합니다. 이 경우에는 기의 순환을 개선시키는 사역산四逆散, 억간산抑肝散, 조등산釣藤散 등을 사용합니다. 기분의 긴장이 이완되면, 목 및 어깨의 기둥(경추 및 흉부 이상의 상체)도 편안해지고, 진통제를 복용할 정도의 통증을 느끼지 않게 됩니다.

② 기허気虚의 두통

위장이 약하고, 잘 피곤하고, 식욕도 없고, 기운이 부족해버리면서 발생하는 두통입니다. 기気를 보충하는 보기제補気剤인 보중익기탕補中益気湯 및 육군자탕六君子湯을 사용합니다. 규칙적인 생활에 유의하고, 수

면을 규칙적으로 하는 것도 매우 중요합니다.

체력을 북돋아서 피곤해지지 않으면 두통이 발생하기 어려워집니다.

③ 어혈瘀血의 두통

이 유형은 월경 주기에 동반하여 두통이 발생하기 쉽고, 또, 어깨 결림도 있는 분이 대부분입니다. 이 유형에는 도핵승기탕桃核承氣湯, 통도산通導散, 계지복령환桂枝茯苓丸 등을 사용합니다.

혈血의 순환이 좋아져서 어깨 결림 및 두통이 편안해집니다.

④ 수체水滯의 두통

비가 내리기 전날 및 흐린 날, 태풍 전에 두통이 악화되는 경우가 많은 것이 이 유형. 이 유형에는 몸의 여분의 수분을 처리하는 기능이 있는 오령산五苓散이 잘 사용됩니다. 날씨가 나쁘고 오늘은 두통이 발생할 것 같다면, 아침부터 복용해두면 예방 효과가 좋습니다.

수水의 순환이 좋아져서 머리가 말끔해지고, 머리가 무거운 느낌 및 메슥거림이 편안해집니다.

⑤ 찬 기운의 두통

원래 위장이 약하고, 기허氣虛의 체질이어서, 차가운 체질인 사람에게 발생하기 쉬운 두통입니다. 이 유형에는 오수유탕吳茱萸湯이 잘 사용됩니다. 오수유탕에 포함된 생약, 오수유는 감귤과 오수유의 열매로, 매우 쓰지만, 진통 작용과 진토 작용이 강합니다. 매일처럼 두통이 있는 사람은 예방을 위해서 매일 정기적으로 복용합니다. 그렇지 않은 사람은 두통이 발생할 것 같을 때 및 증상이 약간 나타나기 시작하는 단계에 복용합니다. 그렇게 해서 두통이 딱 그치는 경우도 많고, 편두통에도 효과가 있습니다.

[긴장형 두통에는 갈근탕葛根湯이 효과적]

또, 기체氣滯 및 기허氣虛, 어혈瘀血 등과 무관하게 목 결림 및 어깨 결림이 심한 긴장형 두통의 경우는 진통제 대신에, 통증이 심할 때에 갈근탕葛根湯도 잘 사용합니다. 원래는 감기로 한기寒気가 있어, 목 및 등이 아플 때 사용하는 한약이지만, 갈근탕의 생약 중 갈근에 목 및 어깨의 근육, 인대의 긴장을 풀어주는 기능이 있어서, 긴장형 두통에도 효과적인 것입니다.

[의식하고 진통제 복용 횟수를 감소시킵시다.]

스스로에게 맞는 이 한약들을 사용해서, 진통제를 감소시킵시다. 진통제를 감소시켜서 두통의 역치가 올라가는 식으로 2주간 하면 두통이 편안해집니다. 두통 다이어리에 기록해서 진통제를 복용하지 않은 날에 치는 ○ 표시가 증가하면, 자극(격려)이 되고, 즐거워지는 것입니다. 이 한약들은 편두통의 트리프탄(세로토닌 조절을 통해 진통기전을 보이는 약물 종류)계열 약제 및 진통제와 함께 복용해도 괜찮습니다. 서양약의 진통제를 많이 복용하고 있는 분은 갑자기 안 먹는 정도까지 줄일 수는 없습니다. 한약을 병용하면서, 천천히 진통제의 횟수를 감소시켜 나갑시다.

두통의 예방을 위해서 명심해야 할 것

두통을 예방하기 위해서는 생활 습관도 매우 중요합니다. 편두통의 경우는 생활의 리듬을 바로잡고 업무의 페이스를 늦추고, 성실하고 바쁘게 움직이던 상태에서 휴식을 가질 수 있는 마음가짐을 가집시다. 또, 알콜 및 치즈, 초콜렛은 두통을 심하게 만드므로 삼갑니다.

긴장성 두통의 경우는 업무 및 집안일 사이에, 스트레칭 및 전신의 점프 운동 등을 적용하는 것을 권장합니다. 또, 욕조를 사용해서 몸을 따뜻하게 하는 것도 좋습니다. 이런 하나하나의 생활 습관 수정으로 두통을 예방합시다.

03

완고한 변비도
포기하지 않는다

🍎 배변 상태는 사람에 따라 다르기 때문에, 변비의 정의는 정하기 어렵습니다. 최근 3개월간 아래의 항목에 많이 해당된다면 변비라고 생각합시다.

☐ 배변횟수가 주 3회 미만이다.
☐ 4번 중 1회 이상은 딱딱한 변이다.
☐ 4번 중 1회는 손가락으로 긁어내지 않으면 나오지 않는다.
☐ 4번 중 1회는 잔변감이 있다.

다만, 변비가 있어도 괴롭다고 생각이 들지 않는다면 치료할 필요가 없습니다.

변비의 치료는 일반적으로는 하제下劑가 사용됩니다. 하제에는 장을 자극해서 변을 밀어내는 운동을 발생시키는 자극성 하제와 변을 부드럽고 연하게 만들어서 부피를 증가시켜 나오기 쉽게 만들어주는 기계성 하제가 있습니다.

자극성의 하제에는 일반적인 내과에서 처방하는 약 외에도, 대황大黃이라고 하는 생약이 들어간 한약 등이 있습니다. 다만, 장기간 사용하면 장 점막이 검은 빛을 띠게 됩니다. 이것을 대장의 흑색증melanosis이라고 합니다. 이렇게 되면 점막만이 아니라 장의 신경에도 영향이 나타나 변비가 점점 심해져서 복용하지 않아도 변이 나오지 않게 되는 경우도 많고, 의존성이 높아서 주의가 필요합니다.

한편, 기계성 하제는 변의 수분량을 증가시켜 변을 연하게 만드는 것으로 대장 자극성 하제에 비해서 의존이 되지 않고 효과는 완만합니다. 다만, 신장이 나쁜 분은 이 유형의 하제에 포함된 마그네슘이 몸에 축적되기 쉬워서 요주의입니다. 마그네슘이 과하게 축적되면 구역감 및 탈진, 호흡억제, 부정맥 등이 발생합니다.

한의학에서는 변비를
어떻게 파악하고 있을까?

변비를 유발하는 원인은 다양하며, 이하와 같은 유형으로 나누어 다음과 같은 치료법이 있습니다.

① 차가워서 발생하는 변비

변비가 있고, 다음과 같은 증상에 해당한다면 이 유형의 가능성이 있습니다.

- ☐ 배 및 허리가 차가워져 있다.
- ☐ 차가우면 변비 및 설사가 되고 배변이 일정하지 않다.
- ☐ 직장 및 거주 지역이 차다.
- ☐ 잘 운동을 하지 않는다.

이 유형의 변비는 차가워서 장의 운동이 나빠지기도 하고 변비가 되는 것입니다. 제6장의 체크 테스트에서 차가운 체질에 해당하는 분의 변비도 이 유형의 변비라고 생각할 수 있습니다. 이 유형에는 배를 따뜻하게 하는 대건중탕大建中湯을 사용합니다. 대건중탕에는 배를 따뜻하게 하고, 장의 움직임을 조절하는 생약이 들어가 있습니다. 따뜻하게 해서 장의 움직임이 좋아지면 배변하기 편해집니다.

② 폭음, 폭식으로 발생하는 변비

변비가 있고 다음과 같은 증상에 해당한다면 이 유형의 가능성이 있습니다.

- □ 체력은 있는 편이다.
- □ 혈압이 높다.
- □ 두통 및 어깨 결림이 잘 발생한다.
- □ 잘 붓는다.
- □ 과식 과음하는 경향이 있다.
- □ 식욕이 없어도 어느 정도 먹을 수 있다.

이 유형의 사람은 과음, 과식으로 스스로의 위장의 소화 흡수 능력을 넘어서 버린 변비가 발생하고 있습니다. 과잉한 음식물을 위장에 밀어 넣기 때문에, 과열overheat된 상태가 되어 대사가 나빠지고 부종 및 두통, 어깨 결림 등의 증상도 나타납니다. 이 유형의 변비에는 방풍통성산防風通聖散을 사용합니다. 방풍통성산은 몸에서 대사되는 지방을 줄이는 한약으로써 잘 알려져 있습니다. 전신의 대사를 좋게 하고, 수水의 순환을 호전시키는 한약입니다. 소량의 하제 성분이 들어가 있습니다.

③ 변을 밀어내는 힘이 약해서 발생하는 변비

변비가 있고, 다음과 같은 증상에 해당한다면 이 유형의 가능성이 있습니다.

□ 잘 피곤하다.

□ 밥이 맛이 없다.

□ 배변 때문에 힘을 내더라도 힘이 전달되지 않는 느낌이 있다.

□ 배변해도 변이 남아있는 느낌이 든다.

□ 탈항이 있다.

이 유형의 사람은 기허氣虛 때문에, 변을 밀어내는 힘이 약하고, 변비가 됩니다. 갱년기 연령 이후의 고령자에 많습니다. 제2장의 체크 테스트에서 기허로 해당하는 분은 이 변비의 가능성이 높습니다. 이 유형에는 기氣를 보충해서 장의 힘을 도와주는 보중익기탕補中益氣湯 등을 사용합니다. 대황大黃이 들어가 있지 않아서, 의존성이 없습니다. 보중익기탕으로 변비를 개선한 이런 증례가 있습니다.

장년기에 변비로 괴로워하는 73세의 여성으로 자극성 하제 및 기계성 하제를 다수 복용했습니다. 그래도 기분 좋게 나오지 않아 배변을 보려고 힘을 줘도 장에 전해지지 않는 느낌으로, 잔변감도 있었습니다. 그래서 이 분에게 '장의 힘을 북돋아준다'는 보중익기탕補中益氣湯을 처방하였습니다. 장을 자극하는 대황大黃이 들어가 있지 않아서 복용해도 금방 나오는 것이 아니고, 꾸준히 복용해 달라고 전하였습니다. 그러고 나서 1개월 정도 되어 기분 좋게 배변이 가능하게 되어 하제를 감량하는 것도 가능해졌습니다. 보중익기탕은 이처럼 장이 변을 밀어내는 힘을 지긋이 천천히 북돋아주는 기능이 있습니다.

④ 혈血의 순환이 나빠져서 발생하는 변비

변비가 있어서 다음과 같은 증상이 해당된다면 이 유형의 가능성이 있습니다.

☐ 월경 전이 되면 변비가 된다.

☐ 머리가 무겁고 어깨가 결린다.

☐ 아랫배가 당기는 느낌이 들고 아프다.

☐ 치질이 있다.

☐ 짜증나고 상기가 잘 된다.

제2장의 체크 테스트로 어혈瘀血에 해당되는 분은, 이 유형의 변비의 가능성이 있습니다. 이 유형에는 혈血의 순환을 개선하는 도핵승기탕桃核承氣湯, 통도산通導散, 계지복령환桂枝茯苓丸 등을 사용합니다. 어혈을 개선하고 혈의 순환을 좋게 하는 것으로 장의 기능이 활발해지고 배변하기 쉬워집니다. 또, 통도산 및 도핵승기탕에는 하제의 성분이 들어가 있습니다. 월경 전에만 소량 사용하는 경우도 많습니다. 짜증을 덜어주는 기능도 있어서 월경전증후군(PMS)의 치료도 됩니다.

⑤ 장에 윤기가 부족해져서 발생하는 변비

변비가 있어서 다음과 같은 증상이 해당된다면 이 유형의 가능성이 있습니다.

☐ 변이 동글동글해서 토끼 똥 같다.

☐ 입이 잘 건조하다.

☐ 피부에 윤기, 광택이 없다.

☐ 좌하복부에 딱딱한 덩어리가 만져진다.

이 유형의 사람은 매일 배변습관이 없기 때문에 장의 출구 부근에 고인 변으로부터 수분이 과다 흡수되어 동글동글한 변이 된 경우와, 혈허血虛로 장액의 분비가 감소하여 변이 건조한 경우가 있습니다. 먹고 나서 변으로 배출할 때까지 대략 2일 정도 걸리는데, 그 이상이 되면 수분이 과잉 흡수되어 변이 동글동글해지게 됩니다.

매일의 배변습관을 들이는 것도 중요합니다. 이 유형의 변비에는 마자인환麻子仁丸, 윤장탕潤腸湯 등을 사용합니다. 마자인환은 변을 연하고 부드럽게 만들어, 미끄러지기 좋게 만들어 배변시키려고 하는 한약입니다. 마자인환에 보혈補血 작용이 있는 생약을 가미한 것이 윤장탕입니다. 보혈시켜서 분비가 감소된 장액을 증가시키고, 장의 점막에 윤기가 생겨서 변의 이동이 윤활하게 되도록 하여 배변하기 쉽게 됩니다.

⑥ 스트레스로 기氣의 순환이 나빠져서 발생하는 변비

변비가 있고 다음의 증상에 해당한다면 이 유형의 가능성이 있습니다.

☐ 배가 당긴다.

☐ 조각조각의 얇은 변이 말끔하게 나오지 않는다.

☐ 배변해도 변이 남아있는 느낌이 든다.

☐ 스트레스가 있어 기분이 안정되지 않는다.

정신적인 긴장이 원인이어도 변비가 됩니다. 제2장의 체크 테스트로 기체氣滯에 해당하는 분은 이 유형의 변비의 가능성이 있습니다. 여행지에서 변비가 되는 것도 이 유형인데, 단기간이라면 약은 필요 없습니다. 장시간 스트레스를 받아서 변비가 됐을 때는 기氣를 순환시키는 기능이 있는 대시호탕大柴胡湯, 시호 가 용골모려탕柴胡 加 龍骨牡蠣湯, 가미소요산加味逍遙散, 사역산四逆散 등을 사용합니다. 기기를 순환시켜서, 정신적인 긴장이 덜어져, 장의 움직임이 좋아지면, 변이 쉽게 나오게 됩니다. 또, 변비와 설사를 교차로 반복하는 과민성대장증후군도 이 유형으로, 이 경우는 정신적인 긴장을 부드럽게 하는 소량의 하제下劑가 들어간 계지 가 작약대황탕桂枝 加 芍藥大黃湯을 사용합니다.

어떤 유형이라도 매일 아침 정해진 시간에 배변하는 습관을 들이는 것이 매우 중요합니다.

갱년기 세대가
변비가 되지 않기 위한 양생법

갱년기 세대의 여성은 체력이 있어도 없어도, 과식 및 어혈瘀血, 혈허血虛, 기허気虛 및 기체気滯가 원인이 되어 변비가 되기 쉬우므로, 그렇게 되지 않도록 양생養生이 필요합니다.

변비가 되지 않도록 도와주는 식재료

장 안에서, 변이 잘 미끄러질 수 있도록 하는 식재료에는 바나나, 연근, 잣, 배, 시금치, 대두, 참기름, 올리브 오일 등이 있습니다.

장의 움직임을 활발하게 하고 밀어 내보내는 힘을 북돋아주는 식재료는 두부, 샐러리, 부추, 대파, 호박, 유채꽃 등이 있고 따뜻한 작용이 있는 식재료는 몸을 따뜻하게 해서 장의 움직임을 개선해서 배변이 잘 됩니다. 표고, 구기자, 양고기 등은 혈을 보충하고 장을 윤활하게 해줍니다.

배변을 좋게 하기 위해서는 일반적으로는 기상 시에 차가운 물 및 우유를 마신다거나 요구르트를 먹는다거나 하는 것이 권고되지만, 체질에 따라서 역효과가 나는 경우도 있습니다. 스스로의 체질을 알고 적절한 식재료를 선택하는 것이 중요합니다.

고구마 닭고기 밥

쌀 3홉[30)]은 씻어서 물기를 뺍니다. 고구마 150 g은 껍질을 벗기고, 1 cm 크기로 깍둑썰기합니다. 닭고기 200 g 및 적당량의 인삼, 연근, 표고도 작게 썰어 둡니다. 밥솥에 적당량의 물과 술 2숟가락, 소금 약간, 간장 1숟가락을 넣고, 썰어 둔 식재료를 더해, 보통의 밥처럼 짓습니다. 밥 짓는 재료는 변비가 되지 않도록 도와주는 식재료를 기호대로 사용하고, 양념도 취향대로 넣으세요.

연근과 생강 스프

연근 200 g과 우엉 반쪽은 껍질을 벗겨 한입 크기로 잘라 두고, 얇게 썬 생강과 한입 크기로 썬 닭고기 200 g을 함께 냄비에 넣고, 물 5컵과 술 1숟가락을 넣고 뚜껑을 덮고 20분 끓입니다. 잘게 썬 부추 적당량을 더하고 소금, 후추로 양념을 합니다. 연근의 전분으로 장의 윤활이 좋아지고, 생강으로 몸이 따뜻해져 변이 잘 나오게 됩니다.

갱년기 세대가
변비가 되지 않기 위한 혈자리

변비가 되지 않기 위해서는 뜸 및 혈자리 지압도 효과적입니다(뜸 및 혈자리 지압의 방법은 제3장 참고).

대장수大腸兪

변비 등 장의 증상에 중요한 혈자리입니다. 허리의 장골능 최상단 횡선에서, 제4요추골 극돌기를 찾고 그 아래 움푹한 지점에서 1횡지 반 외측에 있습니다. 대장의 상태를 호전시키고, 변비, 설사, 치질, 복통 등이 좋아집니다.

천추天樞

'천天'이란 상반신을, '추樞'는 중요한 장소라는 의미가 있습니다. 배꼽의 중심에서 외측으로 3횡지의 위치에 있습니다. 변비 및 설사 등의 배변이상, 차가운 체질 등에 효과가 있는 혈자리입니다.

좌복결左腹結

'결結'이란 응어리, 덩어리의 의미로, 장의 질환으로 복부에 응어리가 있을 때에 사용한다는 의미가 있습니다. 배꼽부터 4횡지(좌측)외측으로 가서, 살짝 아래의 위치에 있습니다.

장의 움직임을 개선하고 변비가 되지 않도록 합니다.

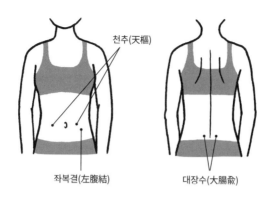

천추(天樞)

좌복결(左腹結)

대장수(大腸兪)

04

50대의 큰 고민,
피부와 모발 트러블

🍎 이런 증상이 있지는 않나요?

☐ 피부가 늘어져 팔자 주름 및 입가 주름이 보인다.

☐ 피부의 색, 광택이 나쁘다.

☐ 잔주름이 눈에 띈다.

☐ 검버섯, 기미가 증가했다.

☐ 눈 아래에 다크서클이 생겼다.

☐ 베개의 주름이 얼굴에 생기고 반나절이 지나도 없어지지 않는다.

☐ 몸이 거칠거칠하고 가렵다.

☐ 모발이 얇아졌다.

☐ 모발이 푸석푸석하고 광택이 없다.

40세가 넘으면 피부가 건조하고 모발이 푸석해집니다. 특히 갱년기 세대의 많은 여성들이 고민하고 있는 것이 피부가 건조하고 가렵다는 것입니다. 겨울이 되면 가루가 날리듯이 되고 가렵고 긁어서, 등도 정강이도 긁힌 상처투성이라고 말합니다.

다만, 이런 증상이 되어도, **"나이 때문이니까 어쩔 수 없다"라고 포기해서는 안 됩니다.** 한약 및 셀프 케어를 해봅시다.

피부와 모발의 기氣를
한의학에서는 어떻게 인식하는가

한의학에서는 기혈수氣血水의 양과 순환이 부족해서 피부에 탄력과 광택이 없어진다고 생각합니다.

나이가 들어감과 함께, 새로 생성하는 기氣의 양이 부족해져서 기허氣虛가 되면, 피부는 늘어지고, 광택이 없어집니다. 또, 여성호르몬이 감소하는 40세 전후부터 혈血의 양도 부족해져서 혈허血虛가 됩니다. 그러면, 다크서클이 생기고, 기미, 검버섯이 증가하고 피부의 윤기가 없어집니다. 피부의 윤기는 수水보다도 혈血과 관련이 큽니다. 혈허가 되면 혈의 순환도 나빠져서 어혈瘀血도 되기 쉽고, 피부는 점점 칙칙해져 갑니다. 이 상태들은 별개로 나타나는 것이 아니고, 서로 얽히고 섥켜 발생합니다.

또, 한의학에서는 머리카락은 '혈여血餘'라고 부르며, 혈의 여분이라고 생각합니다. 연령을 거듭할수록 젊은 시절에는 남던 혈이 부족해져서 모발이 푸석해지고, 흰 머리, 얇은 모발 등 모발의 트러블이 발생하는 것입니다.

이러한 피부 및 모발의 트러블에 효과적인 한약이 있습니다. 한약으로 부족한 기氣 및 혈血을 보충하고 혈의 순환을 개선해서 피부 및 모발의 트러블은 상당히 개선될 수 있습니다. 피부 및 모발을 윤기 있게 해주는 한약에는 아래와 같은 것들이 있습니다.

피부 및 모발을 윤기 있게 하는 한약

⚭ 당귀음자當歸飮子

당귀음자는 보혈補血 작용이 있는 사물탕四物湯에 가려움을 멈춰주는 생약이 들어가 있는 것입니다. 피부 및 모발에 영양을 줘서 윤기 있게 하고, 가려움을 멈추는 효과 및 상처 치유를 촉진하는 기능이 있습니다. 나이를 먹어감과 함께 피부가 건조해지고 가려워지는 노인성 피부 소양증 및 아토피성 피부염 등에 사용됩니다. 갱년기 연령 이후의 피부 트러블에 빈도가 높은 한약입니다.

⚭ 온청음溫淸飮

혈허血虛가 되면, 몸이 달아오르기도 하고, 열을 품게 되기 쉬워져서, 보혈補血 작용뿐 아니라, 열을 식혀주는 청열淸熱 작용의 양쪽이 필요하게 됩니다. 온청음에는 혈血을 보충하고, 피부의 열을 식히는 기능이 있어, 피부염뿐 아니라, 혈허로 열을 가지고 있는 상태의 월경불순 및 갱년기증상에도 효과를 발휘합니다.

♪ 십전대보탕十全大補湯

보혈補血 작용, 보기補氣 작용, 피부를 강하게 하는 작용 등이 있는 것이 십전대보탕입니다. 나이를 먹어감과 함께, 기氣와 혈血이 조금씩 줄어가는 몸에 기혈氣血을 보충해서 피부를 윤택하게 하고 피부의 탄력도 갖게 합니다.

♪ 온경탕溫經湯

갱년기 세대는 혈血이 부족해져서 모발 및 피부의 건조가 심해지는데, 이 유형에 좋은 것이 온경탕입니다. 몸을 따뜻하게 해서 혈의 순환을 개선하고 혈을 보충해서, 피부 및 모발을 윤기 있게 하는 기능이 있습니다. 온경탕에는 양귀비가 아름다운 피부를 위해 먹었다는 아교阿膠라는 생약이 포함되어 있어, 피부 및 모발을 윤기 있게 하는 기능이 강합니다.

피부는 내장의 거울

이처럼 피부의 트러블은 표면에서 발생하는 것뿐 아니라, 신체 내부의 상태를 반영하여 나타납니다. 그렇기 때문에, 피부 증상이 있을 때는 전신 중에 안 좋은 곳이 없는지 생각할 필요가 있습니다. 나이를 먹어서 생기는 기미, 검버섯 및 주름, 늘어짐은 우리가 무사하게 나이를 먹어간다는 증거이기도 하지만, 가급적 젊었을 때 피부를 유지한다면 심정적으로도 건강해질 수 있습니다. 그를 위해서도 한약 및 셀프 케어로 몸을 바로잡아갑시다.

갱년기 세대 피부와 모발에 좋은 양생법

피부 및 모발의 증상은 복용하는 약 및 바르는 약만으로는 잘 안 됩니다. 셀프 케어도 대단히 중요합니다.

피부 및 모발을 윤기를 내주는 식재료

위장의 기능을 바로잡고 기氣와 혈血을 늘려줄 만한 식재료로써, 참마, 검은깨, 구기자, 시금치, 인삼, 대추, 밤, 용안육, 해파리, 돼지고기, 양고기, 닭고기, 해삼 등이 있습니다.

간단하게 할 수 있는 피부 및 모발에 좋은 레시피

구기자 핫 와인
보존 용기에 화이트 와인 350 mL를 넣고, 구기자를 적당량 넣어서 3일 이상 보관합니다. 그렇게 해서 만든 화이트와인을 구기자와 같이 뜨겁게 끓여서 분할해서 먹습니다.
구기자는 가지 과의 구기자의 열매를 건조시킨 것으로 구기자枸杞子라고 명명된 생약으로도 사용됩니다. 오장 중 신腎을 보충하고, 보혈補血 작용이 있습니다. 과자 및 스프, 죽 및 볶음 등 중화요리에서는 낯익은 식재료입니다.

다시마채 스프

다시마채는 식이섬유가 듬뿍 들어있어 피부 미용 효과가 좋은 식재료입니다. 냄비에 육수[31]를 끓이고, 술, 쇼유(일본 간장), 미림(맛술) 적당량으로 간을 맞춥니다. 그릇에 넣어서, 다시마채를 섞어줍니다.

가리비 백표고죽

말린 가리비 조개 몇 개를 넉넉한 물에 하룻밤 두고(해감), 잘게 다집니다. 백표고 5 g은 물에 30분 두고, 한입 크기로 찢어 둡니다. 쌀 1컵은 씻어서 소쿠리에서 물기를 털어냅니다. 밥솥에 전부 넣고, 죽 모드로 가동시킵니다. 소금, 후추, 참기름으로 간을 맞춥니다.
가리비 조개에는 소화를 좋게 하고, 혈행을 개선하는 기능이 있습니다. 표고버섯은 피부 미용효과가 강한 식재료입니다. 죽에 넣는 식재료는 피부 미용 효과가 있는 밤 및 인삼 등도 OK입니다.

피부 및 모발에 좋은 혈자리

피부 및 모발에 좋은 혈자리는 혈허血虛, 어혈瘀血의 제4장을 참조하세요. 혈血을 보충하고 순환을 개선해서 피부 및 모발의 트러블이 좋아집니다.

---

31) 역자 – 다시마, 가다랑어포, 멸치 등을 끓여 우린 국물(출처: 네이버 일본어 사전)

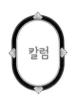

칼럼 ▷ 한약 Q&A: 그 곳이 알고 싶어요.

환자 분들로부터 자주 듣는 것들

? 한약은 무엇으로 구성되어 있나요?

🍎 식물 및 동물, 광물 등의 '생약'으로 구성되어 있습니다.

한약은 다수의 생약이 모여서 이루어집니다. 생약이란 식물의 꽃 및 잎, 열매 및 씨앗, 뿌리, 껍질 중에 약효가 있는 것을 말합니다. 식물 이외에, 동물 및 광물도 생약으로 이용합니다.

먼 옛날, 사람은 음식을 찾아 헤매던 중에 몸이 따뜻해지고 열이 내려가고 설사가 멈추는 효과가 있는 것과 뼈마디가 저리거나 의식이 없어지는 등 독성을 가지고 있는 것도 알게 되었습니다. 또, 독성이 있어도 다른 약물과 같이 먹으면 별개의 증상이 좋아지는 경우가 있는 것도 알게 되었습니다.

이처럼 경험의 축적으로 여러 가지의 생약을 조합시켜 한약이 창안되는 것입니다.

? 한약은 부작용이 없고 안전하죠?

😀 부작용이 있는 경우도 있습니다.

한약은 자연의 생약으로 구성되어 있어서 안전하고 안심할 수 있는 이미지가 있지만, 사용법에 따라서는 간질성 폐렴 및 고혈압을 유발하는 등 부작용이 나타나는 경우도 있습니다.

서양약에 비하면 한약의 부작용은 약한(mild) 경우가 많지만, 각자의 증상 및 체질에 맞는 한약을 선택해서, 적정 용량으로 투여하는 것이 매우 중요합니다. 반드시 한의사와 상담 하에 복용합시다.[32]

? 한약은 어떤 사람이라도 복용할 수 있나요?

😀 지병이 있는 사람 및 임산부(이들 중 일부) 등 멀리하는 게 좋은 경우도 있습니다.

한약은 누구에게나 안전하다고 말할 수는 없습니다. 예를 들면 지병이 있는 사람은 반드시 주치의에게 상담이 필요합니다. 또, 혈血의 순환을 개선하는 구어혈제驅瘀血剤의 한약 중에는 임산부에게 금기인 것도 있습니다. 혈의 순환을 너무 좋게 하여 유산을 유발하는 위험성이 있기 때문입니다. 다만, 입덧 및 감기, 천식의 증상에 사용하는 한약 등 임산부라도 안심하고 복용할 수 있는 것도 있어서, 한의사에게 잘 상담받아 봅시다.

어린이의 경우는 용량을 가감하여 복용합니다.

(?) 한약은 길게 복용하지 않으면 효과가 없지 않나요?

(🍎) 복용하고 바로 효과가 나타나는 경우도 있습니다.

한약은 토끼와 거북이로 비유하면 몇 개월이고 장기로 꾸준히 복용하면 효과가 천천히 나는 거북이와 같은 경우와, 복용하고 곧 효과가 나는 토끼처럼 초반 스퍼트 같은 경우가 있습니다. 이에 대해서는 증상이 어느 정도 지속되어 왔는지도 관련이 있습니다. 예를 들면, 기관지염 및 천식의 기침인 경우 마행감석탕麻杏甘石湯을 복용하면 10분 정도에 기관지가 확장되어 편안해지는 것처럼, 증상이 나타나고 나서 얼마되지 않은 급성의 증상은 곧 개선되는 경우가 있습니다. 이에 반해, 수년간 지속되는 만성 증상은 한약의 효과가 나타나는 데에 몇 주, 혹은 몇 개월이 걸리는 경우가 많습니다. 만성의 증상은 병태病態가 복잡해지기 때문입니다.

그런가 하면, 몇 년도 치료되지 않았던 증상이 한약을 복용하고 2주간 정도에 놀라울 정도 좋아지는 경우도 있습니다. 어떤 경우든 한약은 길게 복용하지 않으면 효과가 없다고 말할 수는 없습니다.

? 한약으로 체질 개선이 가능한가요?

💬 체질을 개선해서 부조화상태가 나타나기 어렵게 몸을 이끌어 갑니다.

예를 들면, 부단히 복통이 있고 설사를 하는 환자 분이 있다고 합시다. 설사를 멈추거나 고통을 멈추는 서양약을 복용하면 당장 증상은 멈추지만, 이것은 증상을 억누르고 있는 것뿐이며, 체질을 개선하고 있는 것은 아닙니다. 한편 한의치료에서는 복통과 설사의 원인을 찾고, 차가운 체질이 원인이 됐다고 진단한다면 차가운 체질을 개선하는 한약을 투여해서, 증상이 나타나지 않는 몸으로 이끌어 갑니다.

또, 감기에 잘 걸리고 일단 걸리면 잘 낫지 않는 사람에게는 보기제補気剤(기気를 보충하는 한약)를 처방합니다. 보기제에는 자연치유력을 높이는 기능이 있어서, 복용하면 감기에 걸리기 어려운 체질이 되어 가는 것입니다. 이처럼 한약은 신체 부조화 상태 및 질환을, 그 근본원인이 되는 체질부터 개선시켜 나가, 멀리 돌아가는 것 같지만 확실한 치료법인 것입니다.

? 한약과 서양약을 함께 먹어도 되나요?

💬 함께 복용하면 안 되는 경우가 있어서 한의사와 상담이 필요합니다.

한약과 서양약은 함께 복용해서는 안 되는 조합이 있습니다. 예를 들면 소시호탕小柴胡湯과 간염 치료에 사용하는 인터페론이라는 서양약을 병용하면, 간질성 폐렴이 되는 위험성이 있습니다. 또, 감초甘草를 많이 포함한 한약은 어떤 종류의 이뇨제와 병용하면 혈액 중의 칼륨 수치가 내려가기 쉽게 됩니다. 대부분의 한약과 서양약의 병용은 괜찮습니다. 다만, 주의하기 위해 한의사에게 확인해봅시다.

(?) 한약은 어디서 팔고 있나요?

(👤) 한의원 및 약국에서 팔고 있습니다.

한약에는 한방 위장약 등 일반적인 증상에 넓게 효과가 나서, 약국에서 손쉽게 살 수 있는 것도 있지만, 기본적인 원칙은 한의사가 진찰한 토대로, 최적의 처방을 선택해서 처방하는 것입니다. 스스로의 판단으로 선택하지 말고 한의사에게 상담합시다. 한의사가 한약을 처방하는 경우에 보험진료 적용이 되기 때문에 안심하고 복용할 수 있습니다.

---

32) 역자 – 일본의 의료 체계에서는 의사가 한의진료에 대한 자격증을 취득하여, 한약 처방을 합니다. 한약 제제를 위주로 한 의료시장이 국내보다도 거대하게 형성되어 있습니다. 국내의 의료인 제도는 한의사와 의사로 이원화된 체제 하에 한약의 상담, 처방, 투여, 조제에 대한 권한은 한의사에게 있습니다.

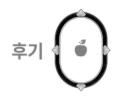

후기

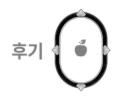 진찰할 때, 스마트 폰의 화면을 보여 주면서 '증상으로 검색했더니 이런 질환이 해당되는데도'라든지 '이 사이트에 이런 한약이 좋다고 써 있는데 복용해봤습니다' 등의 말을 갱년기 세대의 여성들로부터 들을 때가 많습니다.

환자분들이 보고 있는 정보에는 의사에 버금가는 내용도 있지만, 내용이 치우쳤다든지, 그 사람의 증상과는 조금 다르다든지 하는 경우도 있습니다. 간단하게 알 수 있다는 편리함도 있는 반면, 어떤 정보가 필요하고, 어떤 정보가 불필요한지, 라는 판단을 스스로가 하는 것은 매우 어려운 것입니다.

하지만 스스로의 몸에 어떤 일이 일어나고 있고, 증상을 개선하기 위해 어떻게 하면 좋을지 알고 싶은데 알려주는 사람이 없는 것입니다.

이 책은 그런 갱년기 세대의 여성에게 스스로의 몸에서 나타나는 일들을 알려주고 싶은 마음으로 썼습니다.

어째서 검사의 이상이 없는데도 증상이 나타날까, 어째서 한의원이 갱년기 세대의 여성에게 좋을까, 몸과 마음을 하나로 인식하며 부드럽고 따뜻한 한의학의 방식이 갱년기 여성의 몸의 궤도 수정에 어느 정도 역할을 할까, 괴로운 증상으로 고민하고 있는 모든 여성 분들이 읽으셨으면 하는 마음입니다.

이 책을 통해 '이런 증상에는 이런 처방'이라고 하는 것뿐 아니라, 한의학의 이론을 재밌고 알기 쉽게 전달하고 싶다고 생각했습니다. 이를 위해 시달리고 있는 증상이 몸의 어디가 어떤 식으로 밸런스가 무너져 나타난 것인지 여러 가지 유형으로 나누어 생각해보았습니다.

저는 1964년에 태어난 갱년기 연령대의 대표선수입니다. '여자 의사는 필요 없다'고 들었던 시기에 결혼해 3명의 아이들을 기르면서 커리어를 쌓을 수 있었습니다. 한의학과 만난 것은 부부 동반으로 도쿠시마德島시에 내과의원을 개업하고 나서부터입니다. 서양약으로는 효과가 역부족인 때에 한약이 좋은 효과가 있기도 하고, 서양의학적으로는 어쩔

도리가 없는 증상이 한약을 통해, 패한 전쟁을 뒤집어 버리듯이 극적인 효과가 나기도 하는 경험을 쌓아가는 사이 '한방은 엄청 효과가 좋고 재밌다!'라고 생각하게 되어 완전히 매료되었습니다.

스승의 학문, 진료 등에 대해서 공부하고, 한방전문의 자격을 취득한 후 염원했던 한방내과를 개설한 것은 2013년 48세의 때입니다. 인생 최후의 대모험의 기분이었습니다. 같은 해에 어머님이 작고하셨습니다. 갱년기 세대는 즐거운 일과 괴로운 일이 함께 있고 인생의 흥망성쇠가 격렬한 연령대입니다. 하지만 지금의 자신은 젊을 때보다 에너제틱해지는 것 같은 기분이 듭니다. 한의학을 공부한 덕분입니다.

그런 한의학의 매력을 이 책으로 모든 분들에게 조금이라도 전할 수 있었을까요. 잃어가는 젊음, 약해져가는 신체, 사라져가는 중요한 사람들 등 없어진 것들을 탄식하는 것은 안 되고 옷을 벗어 던져버려(기존에서 탈피하여), '자, 다음 또 갈까!' 이런 기분으로 살아갑시다. 긴 인생, 앞으로 나아갈 길에 어떤 재밌는 모험이 기다리고 있을지 모릅니다.

그런 기분으로 '우리들의 갱년기'를 잘 지나갈 수 있게 이 책이 일조한다면, 정말 기쁠 것 같습니다. 이 책을 집필할 무렵, 저에게 한의학의 깊음(심오함)과 즐거움을 가르쳐준 가와사키의원 부속 아와지동양의학연구소河崎医院 付属 淡路東洋医学研究所 소장, 히카사 쿠미日笠 久美 선생님, 도쿠시마德島 대학교 대학원 임상약학 실무교육학 교수, 카와조에

카즈요시川添和義 선생님, 언제나 저를 지지해주는 가족, 우리 의원의 스태프들, 책의 출판에 힘써 주신 모든 스태프 그리고 이 책을 읽어 주신 독자분들 모두에게 마음으로부터 감사의 말씀을 드립니다.

감사합니다.

2016년 2월

히로코 한방내과 클리닉

타카하시 히로코(高橋浩子)